Rudolf Steiner Seelenwissenschaft

Rudolf Steiner

Seelenwissenschaft

Anthroposophie als Grundlage der Psychotherapie

Eingeleitet und kommentiert
von Harald Haas

RUDOLF STEINER
VERLAG

1. Auflage 2018

Einbandgestaltung: Finken & Bumiller, Stuttgart
Satz: Satz für Satz, Wangen im Allgäu
Druck und Bindung: Christian Theiss GmbH, St. Stefan
Printed in Austria

ISBN: 978-3-7274-5419-6
www.steinerverlag.com

INHALT

EINLEITUNG

Diese Textzusammenstellung erkundet das *Wesen der Seele*, wie es Rudolf Steiner in seinen Schriften und Vorträgen forschend entwickelt hat. Dabei geht es nicht allein um eine Beschreibung des Seelischen als solchem, sondern ebenso um die methodischen Zugänge zur Erfassung des Seelischen und die Frage des dabei möglichen naturwissenschaftlichen und vor allem geisteswissenschaftlichen Wegs. Letzterer führt nach Steiner über die Erweiterung des aktiven Denkens zu eigenen meditativen Entwicklungsschritten. Ansätze dazu finden sich auch in der aktuellen achtsamkeitsbasierten, meist buddhistisch orientierten Psychologie und Psychotherapie. Wissenschaftlich breit anerkannte Beispiele sind als Gruppentherapie die achtsamkeitsbasierte Stressreduktion (Mindfulness-Based Stress Reduction, MBSR) nach Kabat-Zinn und als Einzeltherapie die Akzeptanz- und Commitment-Therapie (ACT), die seit einigen Jahren auch im deutschsprachigen Raum in der ambulanten wie stationären Psychotherapie praktiziert werden. Hier will die folgende Textauswahl anknüpfen, die wesentliche Ergebnisse der geisteswissenschaftlichen Erkenntnisse zum Seelischen zusammenträgt, die Rudolf Steiner zu Beginn des 20. Jahrhunderts formuliert hat. Sie sind grundlegend für die Herausbildung einer meditativ-imaginativen Erkenntnismethode, auf der eine zeitgemäße Psychologie und Psychotherapie aufbauen kann.

Bereits in der Erstausgabe seiner 1904 unter dem Titel «Theosophie» erschienenen «Einführung in eine übersinnliche Welterkenntnis und Menschenbestimmung» schildert Rudolf Steiner die Seele als zwischen Leib und Geist vermittelnd. Dabei ermöglicht der Leib den Zusammenhang der Seele mit dem Gegenwärtigen oder Zeitlich-Vergänglichen, da er sie mit den sinnlichen Wahrnehmungen, mit den Vorstellungen, aber auch dem Gedächtnis in Verbindung bringt. Durch ihre Tätigkeit ist die Seele zugleich mit dem Geistigen und dadurch mit dem Zukünftigen und Ewigen verbunden.

In der Mitte zwischen Leib und Geist lebt die *Seele.* Die Eindrücke, die ihr durch den Leib zukommen, sind vorübergehend. Sie sind nur so lange vorhanden, als der Leib seine Organe den Dingen der Außenwelt öffnet. Mein Auge empfindet die Farbe der Rose nur so lange, als die Rose ihm gegenübersteht und es selbst geöffnet ist. Die *Gegenwart* sowohl des Dinges in der Außenwelt wie auch diejenige des leiblichen Organs ist notwendig, damit ein Eindruck, eine Empfindung oder Wahrnehmung zustande kommen kann. – Was ich aber im Geiste als *Wahrheit* über die Rose erkannt habe, das geht mit der Gegenwart nicht vorüber. Und es ist in seiner Wahrheit auch ganz und gar nicht von mir abhängig. Es wäre wahr, auch wenn ich niemals der Rose gegenübergetreten wäre. Was ich durch den Geist erkenne, ist unzeitlich oder *ewig.* – Zwischen Gegenwart und Ewigkeit ist die Seele gestellt, indem sie die Mitte hält zwischen Leib und Geist. Aber sie *vermittelt* auch Gegenwart und Ewigkeit. Sie bewahrt das Gegenwärtige in der *Erinnerung.* Dadurch entreißt sie es der Vergänglichkeit und nähert es der Ewigkeit des Geistigen. Aber sie prägt auch das Ewige dem Zeitlich-Vergänglichen ein, indem sie in ihrem Leben sich nicht nur den vorübergehenden Reizen hingibt, sondern von sich aus die Dinge bestimmt, ihnen ihr Wesen in den Handlungen einverleibt, die sie verrichten. Durch die Erinnerung bewahrt die Seele das Gestern; durch die Handlung bereitet sie das Morgen.

Das Eingespanntsein der Seele in die Zeit, ihr Vermitteln zwischen den Dimensionen von Vergangenheit, Gegenwart und Zukunft greift Rudolf Steiner zwischen 1918 und 1920 in mehreren öffentlich gehaltenen Vorträgen wieder auf. Zwei dieser Vorträge (Bern, 9. Dezember 1918, und Basel, 2. Dezember 1920) sind in diese Textzusammenstellung aufgenommen. Eröffnet wird der Band jedoch von Auszügen aus dem schriftlichen Werk, die eine erkenntnismethodische Einführung ermöglichen. Der erste Textauszug stammt aus dem Buch «Von Menschenrätseln» (1916), wo Steiner in Anknüpfung an den deutschen und österreichischen Idealismus entwickelt, dass nach einer konsequent verstandenen naturwissenschaftlichen Denkungsart der Mensch überhaupt keine Wahrnehmungsempfindungen haben könne. Doch könne man die Seele nicht als Produkt des Leibes ansehen, sie erscheine lediglich als ein Bild im gewöhnlichen Bewusstsein, das einer übersinnlichen Welt entstammt. Somit wird sie als ein eigenständiges, mit dem Geist verbundenes Wesen angesehen, das durch Übungen auf der imaginativen Ebene erlebbar werden kann.

Das zweite Kapitel beschäftigt sich mit den «physischen und geistigen Abhängigkeiten der Menschen-Wesenheit», wie sie Rudolf Steiner in seiner 1917 erschienenen Schrift «Von Seelenrätseln» skizziert hat. In Konsequenz seiner bisherigen Forschungstätigkeit bringt er hier die seelische Dreigliederung von Denken, Fühlen und Wollen mit der physisch-leiblichen Dreigliedrigkeit des Menschen durch Sinnes-Nerven-System, rhythmisches System und Stoffwechsel-Gliedmaßen-System in Verbindung, was sich ihm aus einer über dreißigjährigen Forschungstätigkeit ergab. Zudem ordnet Steiner den Seelentätigkeiten noch die drei übersinnlichen Erkenntnisschritte von Imagination, Inspiration und Intuition zu. Diese Ausführungen Steiners sind für das Verständnis der leiblichen wie geistigen Bezüge alles Seelischen grundlegend.

Es folgt der Berner öffentliche Vortrag «Rechtfertigung der Seelenwissenschaft im Sinne der Anthroposophie» vom 9. Dezember 1918. Dort wird die Notwendigkeit einer «neuen Seelenkunde» als ein Zeitbedürfnis und als wissenschaftlich fundiert zu entwickelnde Erkenntnisfähigkeit begründet. Steiner fasst hier zusammen, was er erstmals in zwei Zürcher Vorträgen vom 8. und 10. Oktober 1918 und kurz darauf, am 30. und 31. Oktober 1918, in Basel entwickelt hat. Die Bedeutung der Zürcher Vorträge für eine zeitgemäße Psychologie, Psychotherapie und Heilpädagogik hat erst unlängst Wolf-Ulrich Klünker in seinem Artikel «Heilende Wissenschaft» im Hinblick auf die Forschungsperspektiven für die Seelenlehre eingehend gewürdigt. Wie in den Zürcher Vorträgen, so wird auch im Berner Vortrag der Blick auf die Grenzen und die Grenzerlebnisse gerichtet, welche die Naturwissenschaft in ihrem Blick auf den Menschen erfährt: nach außen im Vermögen der Welterkenntnis und nach innen zum Seelischen. Sie werden sogar als Voraussetzung für die Liebesfähigkeit und das Erinnerungsvermögen betrachtet. Weiter wird das Seelenleben differenziert in Vorstellungsvermögen, Gefühl und Willen und in Korrelation gebracht mit den zeitlichen Dimensionen von Vergangenheit, Gegenwart und Zukunft. Hier greifen die Betrachtungen weit aus, sie beschäftigen sich mit dem

Geschehen beim Einschlafen und Aufwachen und führen über den irdischen Lebenslauf hinaus in das vorgeburtliche und nachgeburtliche Dasein des Menschen.

An diese Darstellungen schließen in der vorliegenden Textzusammenstellung Auszüge aus dem öffentlichen Vortrag «Anthroposophische Geisteswissenschaft, ihre Ergebnisse und ihre wissenschaftliche Begründung», gehalten am 2. Dezember 1920 in Basel, an. Steiner greift darin das Thema des Berner Vortrags auf und führt dessen Überlegungen weiter im Hinblick auf die übersinnlichen Erkenntnismethoden, die einer anthroposophischen Seelenkunde, vor allem mit der Imagination, zur Verfügung stehen.

Den Abschluss der Textsammlung bildet der Aufsatz «Vom Seelenleben», der erstmals 1923 in der Zeitschrift «Das Goetheanum» veröffentlicht wurde. Dort wird die Problematik einer rein naturwissenschaftlich ausgerichteten Seelenwissenschaft aufgezeigt, wie sie sich damals deutlich abzeichnete und wie sie auch heute noch besteht, und es wird ihr gegenüber ein Weg heilsamer seelischer Entwicklung beschrieben, der auf der anthroposophischen Schulung mit ihrer Ausbildung der Imagination, Inspiration und Intuition gründet. Die vier Folgen zeigen eine stufenweise Entwicklung auf, die das Seelenwesen vom «Dämmerdunkel des Traumes» in die «Helligkeit der Geist-Anschauung» führt und «auf dem Wege zur Selbstbeobachtung» schließlich zu «Seelenmut und Seelenangst».

Die Textsammlung wird mit Ausblicken auf das Psychotherapeutische und dessen Bedeutung für das Soziale abgerundet.

Der Band zeigt damit die wesentlichen Entwicklungsschritte des Steiner'schen Seelenkonzepts auf, das er in Büchern, Vorträgen und Aufsätzen in die breite Öffentlichkeit stellen wollte. Dass seine öffentlichen Vorträge aus den Jahren 1918 bis 1920 von der psychologischen Fachwelt nicht rezipiert wurden, bedauerte Steiner sehr, wie er in dem in Basel gehaltenen Vortrag ausdrücklich anmerkte. Man kann darin auch ein Motiv dieser neuerlichen Veröffentlichung sehen – möge die wissenschaftliche Öffentlichkeit inzwischen eher bereit sein, diese Ideen in ihren Diskurs aufzunehmen.

Nicht nur mit seinen grundsätzlichen Überlegungen und Erkenntnissen zum Wesen der Seele hat Rudolf Steiner einen heute noch aktuellen Weg gewiesen, die Ausbildung von Imagination, Inspiration und Intuition erlaubt eine pragmatische und vielfach hilfreiche Umsetzung im sozialen ebenso wie im therapeutischen Bereich. Wer sich hierfür interessiert, sei auf weitere Zusammenstellungen des Herausgebers und des Verlags verwiesen.

DIE METHODE DER ANTHROPOSOPHISCHEN SEELEN- UND GEISTESWISSENSCHAFT

Auszüge aus «Vom Menschenrätsel», 1916, und «Theosophie», 1904

Jeder Gegenstand braucht in der Wissenschaft seine ihm gemäße Erkenntnismethode. Doch gerade bei der «Seelenwissenschaft» überschneiden sich die zwei möglichen Wege des Erkennens: Naturwissenschaft und Geisteswissenschaft. Sie mögen gleichermaßen Zuständigkeit beanspruchen, zumindest wenn man, wie Rudolf Steiner in der oben erwähnten «Theosophie», davon ausgeht, dass die Seele vermittelnd zwischen dem Leib und dem Geist steht und in einer eigenständigen Erscheinungswelt existiert. Für gewöhnlich werden die Wissenschaftspositionen beider Erkenntnisrichtungen als einander ausschließend angesehen.

Ein Beispiel für den zeitgenössischen philosophischen Forschungsstand, was das Verhältnis von Natur- und Geisterkenntnis anbelangt, findet sich in Peter Bieris «Analytischer Philosophie des Geistes» in Form des nach ihm benannten «Trilemma». Die drei zu dem Trilemma führenden Thesen Bieris lauten: 1. Psychische bzw. mentale Phänomene sind nichtphysische Phänomene, 2. Psychische Phänomene (z.B. Willensakte) können physische Phänomene (körperliche Handlungen) verursachen, 3. Der Bereich der physischen Phänomene ist kausal geschlossen. Jede der drei Annahmen wirkt auf den ersten Blick plausibel.

Das Trilemma besteht nun nach Bieri darin, dass die

Sätze paarweise, aber nicht alle zugleich wahr sein können. Wenn mentale Phänomene auf die physikalische Welt einwirken können (Satz 1 und 2), so ist diese nicht geschlossen (Widerspruch zu Satz 3). Wenn dagegen das Mentale von der physischen Welt unabhängig ist und die physische Welt kausal geschlossen (Satz 1 und Satz 3), so kann es keine Wirkung mentaler Phänomene auf die physikalische Welt geben (Widerspruch zu Satz 2). Wenn mentale Phänomene physische Vorgänge verursachen und die physische Welt kausal geschlossen ist (Satz 2 und 3), so muss das Mentale auf die physische Welt reduzierbar sein (Reduktionismus, Widerspruch zu Satz 1).

Bei der Erörterung der Bewusstseinsphänomene nach Bieri fällt auf, dass vom Geist nicht ausdrücklich die Rede ist. Dieser verbirgt sich, wie heute meist, hinter dem Begriff «mentale Phänomene». Doch machen Bieris Ideen deutlich, dass es der gegenwärtigen Philosophie nicht gelingt, die verschiedenen Phänomene des Bewusstseins: das physische und das psychische Erleben einschließlich der mentalen (geistigen) Phänomene in eine logische Beziehung zu setzen.

Einen phänomenübergreifenden Erkenntnisansatz – man kann ihn als erkenntnistheoretischen Monismus bezeichnen – hat Rudolf Steiner aufgezeigt. In seinem Buch «Vom Menschenrätsel. Ausgesprochenes und Unausgesprochenes im Denken, Schauen, Sinnen einer Reihe deutscher und österreichischer Persönlichkeiten» gibt er im Anschluss an den Idealismus des 18. und 19. Jahrhunderts diesbezügliche Denkansätze verschiedener Philosophen, Dichter und Denker wieder.

Die jeweiligen Positionen werden dort entsprechend ihrer historisch-methodischen Besonderheiten geschildert: so der Idealismus Johann Gottlieb Fichtes als «Seelenerwachen», der Friedrich Wilhelm Joseph Schellings als «Natur- und Geistesanschauung» und der Georg Wilhelm Friedrich Hegels als «Gedankenanschauung». Es schließen sich Beschreibungen des Erkenntnisbemühens weniger bekannter Persönlichkeiten an: Immanuel Hermann Fichte, Johann Heinrich Deinhardt, Ignaz Paul Vitalis Troxler, Karl Christian Planck, Henri Bergson, Wilhelm Heinrich Preuss als «vergessene Strömung im Deutschen Geistesleben» und als «Bilder aus dem Gedankenleben Österreichs» Karl Julius Schröer, Tobias Gottfried Schröer, Fercher von Steinwand, Bartholomäus von Carneri, Joseph Misson und Robert Hamerling.

Bei der Erörterung der genannten Denker geht es Rudolf Steiner weniger um die jeweiligen konkreten inhaltlichen Aussagen als vielmehr um die Methode ihres Erkenntnisansatzes. Alle der Genannten gehen von einer – zumindest grundsätzlichen – Eigenständigkeit des Seelischen aus, von dessen Leibunabhängigkeit, die je nach Ansicht der einzelnen Erkenntnissuchenden anders begründet und entwickelt wird.

In dem abschließenden, im Folgenden in weiten Teilen wiedergegebenen Kapitel «Ausblicke» unternimmt Rudolf Steiner eine methodisch-erkenntnistheoretische Erweiterung dieser idealistischen Positionen. Er fügt hier zunächst ergänzend naturwissenschaftliche Positionen an, wie sie, basierend auf Galilei, noch heute als gültig angesehen werden, und geht dabei auf die 1894 gehaltene Inaugurationsrede des Wiener Universitätsrektors Laurenz Müllner ein, auf den Naturforscher Emil Heinrich Du Bois-Reymond sowie auf die bekannten Physiker Ernst Mach und Max Planck. Schließlich erwähnt Steiner in diesem Zusammenhang auch die Auseinandersetzung zwischen Goethe und Newton über die Farbenlehre, die bis heute in der wissenschaftstheoretischen Auseinandersetzung aktuell ist.

Zunächst überrascht vielleicht, dass Steiner die naturwissenschaftliche Methode als voll und ganz berechtigt ansieht, wenn er doch zugleich nachweist, dass bei konsequenter Anwendung ihrer Prinzipien überhaupt keine Wahrnehmungen möglich seien. Dieses Paradox erklärt sich daraus, dass es Steiner eben nur um die Methode als solche und den mit ihr möglichen Erkenntnisgewinn geht. Der Fehler der Naturwissenschaft ist dann lediglich, dass sie die Welt als rein materielle, «finstere und stumme» Welt annimmt und damit reduktionistisch vorgeht. Geht man hingegen davon aus, dass etwa schon das Licht nicht materieller, sondern geistiger Natur ist, dann ist seine Sichtbarkeit lediglich eine Erscheinung am Materiellen. So lässt sich auch das gewöhnliche Seelenleben als von der Leiblichkeit abhängig betrachten, während zugleich die Seele als ein Geistiges im Bewusstsein nur als «Bild» erscheint. Diese «Bildnatur des Seelischen» ist im entwickelten Denken zu erkennen. Hier kommt Steiner auf Goethe zurück, der diese Fähigkeit, das Seelische in seiner Bildnatur zu erkennen, als «anschauende Urteilskraft» bezeichnete. Hiermit hatte Goethe sich auch in den Gegensatz zu Kant gestellt, der dem Menschen eine solche Fähigkeit absprach.

Die Ausbildung eines solchen schauenden, erwachenden Bewusstseins ist die Voraussetzung für ein freies Handeln, unabhängig von physischen und damit auch kausalen Gesetzmäßigkeiten.

Auf die Entwickelungskeime, die sich in den Weltanschauungen einer Reihe von Denkern von Fichte bis Hamerling ankündigen, sollte in dieser Schrift hingedeutet werden. Die Betrachtung dieser Keime ruft die Empfindung hervor, dass diese Denker aus einem Quell des geistigen Erlebens schöpfen, aus dem noch vieles fließen kann, was sie noch nicht herausgeholt haben. Weniger scheint es darauf anzukommen, Zustimmung oder Ablehnung zu hegen zu dem, was sie ausgesprochen haben, als vielmehr darauf, die Art ihres Erkenntnisstrebens, die Richtung ihres Weges zu verstehen. Man kann dann die Ansicht gewinnen, dass in dieser Art, in dieser Richtung etwas liegt, das mehr ein Versprechen denn eine Erfüllung ist. Doch ein Versprechen, das durch die ihm innewohnende Kraft die Bürgschaft seiner Erfüllung in sich trägt. – Daraus gewinnt man ein Verhältnis zu diesen Denkern, das nicht das eines Bekenntnisses zu den Dogmen ihrer Weltanschauung ist, sondern ein solches, das zur Einsicht führt, dass auf Wegen, auf denen sie wandelten, lebendige Kräfte des Suchens nach Erkenntnissen liegen, die in dem von ihnen Anerkannten sich nicht ausgewirkt haben, sondern über dieses hinausführen können. – Das braucht nun nicht die Meinung herbeizuführen, man müsse zurück zu Fichte, zurück zu Hegel und so weiter gehen in der Hoffnung, dass, wenn man von ihren Ausgangspunkten aus richtigere Wege einschlägt als sie, man *dadurch* zu besseren Ergebnissen komme. – Nein, nicht darauf kann es ankommen, sich so von diesen Denkern «anregen» zu lassen, sondern darauf, den Zugang zu gewinnen zu den Quellen, aus denen sie schöpften, und zu erkennen, was in diesen Quellen selbst an anregenden Kräften trotz der Arbeit dieser Denker noch verborgen ist.

Ein Blick auf den Geist der neueren naturwissenschaftlichen Vorstellungsart kann fühlen lassen, inwiefern der in den charakterisierten Denkern lebende Weltanschauungsidealismus ein «Versprechen» ist, das auf Erfüllung weist. – Diese naturwissenschaftliche Vorstellungsart hat durch ihre Ergebnisse in einer gewissen Richtung die Tragkraft der von ihr angewandten Erkenntnismittel erwiesen. Man kann diese Vorstellungsart ihrem Wesen nach schon vorgezeichnet finden bei einem Denker, der im Anfange ihrer Entwickelung gewirkt hat, bei Galilei. (In schönster Art hat die Bedeutung Galileis Laurenz Müllner, der österreichische Philosoph und katholische Priester, besprochen in seiner Rektoratsrede von 1894 an der Wiener Universität.) Was bei Galilei schon angedeutet ist, findet sich ausgebildet in den Forschungsrichtungen der neueren naturwissenschaftlichen Denkweise. Sie hat ihre Bedeutung dadurch erlangt, dass sie die Welterscheinungen, welche auf dem Felde der Sinnesbeobachtung auftreten, in ihren gesetzmäßigen Zusammenhängen rein für sich sprechen lässt und *in* das, was sie für die Erkenntnis zulässt, nichts von dem hineinfließen lassen will, was die menschliche Seele an diesen Erscheinungen erlebt. Welche Ansicht man auch haben mag über das naturwissenschaftliche Weltbild, das heute in Erfüllung dieser Erkenntnisforderung schon möglich oder erreicht ist: das kann nicht beeinträchtigen, dass man die Tragkraft dieser Forderung für ein berechtigtes Bild des Naturdaseins anerkennt. Wenn der Bekenner einer idealistischen oder geisteswissenschaftlichen Weltanschauung gegenwärtig dieser Forderung ablehnend gegenübersteht, so offenbart er damit entweder, dass er den Sinn derselben nicht versteht, oder dass mit seiner dem Geiste Rechnung tragenden Ansicht selbst etwas nicht in Ordnung ist. Wahrer geistgemäßer Weltanschauung gegenüber aber geben sich die Bekenner der naturwissenschaftlichen Vorstellungsart zumeist dem Missverständnisse hin, dass durch solche Weltanschauung irgendetwas von dem infrage gestellt werde, was Ergebnis der Naturwissenschaft ist.

Es zeigt sich für denjenigen, der in den wahren Sinn der neueren Naturwissenschaft eindringt, dass diese nicht die Erkenntnis der geistigen Welt untergräbt, sondern diese Erkenntnis stützt und sichert. Man wird zu dieser Ansicht nicht dadurch kommen können, dass man aus allerlei theoretischen Erwägungen heraus sich zum Gegner einer Erkenntnis der Geisteswelt heranphantasiert, sondern vielmehr dadurch, dass man seinen Blick richtet auf das, was das naturwissenschaftliche Weltbild einleuchtend und bedeutsam macht. Die naturwissenschaftliche Vorstellungsart schließt aus allem, was sie betrachtet, dasjenige aus, was an dem Betrachteten durch das Innenwesen der Menschenseele erlebt wird. Wie die Dinge und Vorgänge untereinander zusammenhängen, das erforscht sie. Was die Seele durch ihr Innenwesen an den Dingen erleben kann, dient nur dazu, zu offenbaren, wie die Dinge sind, abgesehen von den Innenerlebnissen. Dadurch kommt das Bild des rein natürlichen Geschehens zustande. Es wird sogar dieses Bild umso besser seine Aufgabe erfüllen, je mehr die Ausschließung des Innenlebens gelingt. Man muss nun aber auf die charakteristischen Züge dieses Bildes sehen. Was in dieser Art als Naturbild vorgestellt wird, kann gerade dann, wenn es das Ideal naturwissenschaftlicher Erkenntnis erfüllt, nicht etwas in sich tragen, was jemals von einem Menschen – oder sonst einem seelischen Wesen – wahrgenommen werden könnte. Die naturwissenschaftliche Vorstellungsart muss ein Weltbild liefern, das den Zusammenhang der Naturtatsachen erklärt, dessen Inhalt aber unwahrnehmbar bleiben müsste. Wäre die Welt so, wie sie die reine Naturwissenschaft vorstellen muss, so könnte diese Welt nie innerhalb eines Bewusstseins als Vorstellungsinhalt auftauchen. Hamerling meint: «Gewisse Luftschwingungen erzeugen in unserem Ohr den Klang. Der Klang existiert also nicht ohne ein Ohr. Der Flintenschuss würde also nicht knallen, wenn ihn niemand hörte.» Hamerling hat unrecht, weil er die Bedingungen des naturwissenschaftlichen Weltbildes nicht durchschaut. Durchschaute er sie, so würde er sagen: Die Naturwissenschaft muss, wenn ein Klang auftritt, etwas vorstellen, was auch dann nicht klingen würde, wenn ein Ohr bereit wäre, es klingen zu hören. Und die Naturwissenschaft tut recht damit. Der Naturforscher Du Bois-Reymond drückt sich darüber (1872) in seinem Vortrage: «Über die Grenzen des Naturerkennens» ganz treffend aus: «Stumm und finster an sich, d.h. eigenschaftslos» ist die Welt für die durch die naturwissenschaftliche Betrachtung gewonnene Anschauung, welche «statt Schall und Licht nur Schwingungen eines eigenschaftslosen, dort zur wägbaren, hier zur unwägbaren Materie gewordenen Urstoffes kennt», aber er schließt daran die Worte: «Das mosaische: Es werde Licht, ist physiologisch falsch. Licht ward erst, als der erste rote Augenpunkt eines Infusoriums zum ersten Mal Hell und Dunkel unterschied. Ohne Seh- und ohne Gehörsubstanz wäre diese farbenglühende, tönende Welt um uns her finster und stumm.» Nein, diesen zweiten Satz kann eben derjenige nicht sagen, welcher die ganze Tragweite des ersten kennt. Denn *die Welt,* deren Bild die Naturwissenschaft mit Recht entwirft, bliebe «stumm und finster», auch wenn sich ihr eine Seh- oder Gehörsubstanz gegenüberstellte. Man täuscht sich darüber nur deshalb, weil die *wirkliche Welt,* aus der heraus man das Bild der «stummen und finsteren» gewonnen hat, nicht stumm und finster bleibt, wenn man in ihr wahrnimmt. Aber ich soll von diesem Bilde ebenso wenig erwarten, dass es der wirklichen Welt entspricht, wie ich von dem Bilde meines Freundes, das ein Maler gemalt hat, erwarten kann, dass mir der Freund daraus entgegentritt. Man sehe sich nur die Sache von allen Seiten unbefangen an; man wird schon finden: Wäre die Welt so, wie die Naturwissenschaft sie zeichnet: von dieser Welt würde niemals ein Wesen etwas erfahren. Die Welt der naturwissenschaftlichen Vorstellungsart ist allerdings in der Wirklichkeit gewissermaßen dort, woher der Mensch seine Sinneswelt wahrnimmt; allein sie wird ohne alles das vorgestellt, wodurch sie für irgendein Wesen wahrnehmbar sein könnte. Was diese Vorstellungsart als dem Licht, dem Ton, der Wärme zum Grunde legen muss, das leuchtet nicht, tönt nicht, wärmt nicht. Man weiß nur aus dem Erleben, dass man die Vorstellungen dieser Denkart von dem Leuchtenden, Tönenden, Wärmenden genommen hat; deshalb lebt man in dem Glauben, dass auch das Vorgestellte ein Leuchtendes, Tönendes, Wärmendes sei. Am schwersten ist die Täuschung für den Tastsinn zu durchschauen. Da *scheint* zu genügen, dass das Stoffliche eben als Stoffliches ausgedehnt sei, um durch den Widerstand die Tastwahrnehmung zu erregen. Allein auch ein Stofflich-Ausgedehntes kann nur stoßen; nicht aber kann der Stoß *empfunden* werden. Der *Schein* trügt hier am meisten. Man hat es aber doch nur mit einem Schein zu tun. Auch das den Tastempfindungen zugrunde Liegende ist nicht tastbar. Es sei noch ausdrücklich hervorgehoben, dass hier nicht bloß gesagt wird: die hinter der Sinnesempfindung liegende Welt sei eben anders, als was aus ihr die Sinne machen; es wird vielmehr betont, diese Welt müsse von der naturwissenschaftlichen Vorstellungsart *so* gedacht werden, dass die

Sinne aus ihr nichts machen könnten, wenn sie in Wirklichkeit das wäre, als was sie gedacht wird. Aus der Beobachtung heraus holt die Naturwissenschaft ein Weltbild, das durch seine eigene Wesenheit gar nicht beobachtet werden kann.*

* Wenn jemand der oben gegebenen Darstellung mit dem Einwand begegnen wollte, sie berücksichtigte die Ergebnisse der Sinnesphysiologie nicht, so würde er damit nur zeigen, dass er die Tragweite dieser Darstellung nicht richtig wertet. Ein solcher könnte nämlich sagen: Aus der finsteren und stummen Welt erheben sich Bildungen, die sich immer weiter vermannigfaltigen und zuletzt zu Organen werden, durch deren Funktion z. B. die «finstern Ätherwellen» in Licht umgesetzt werden. Doch damit ist nicht etwas gesagt, das durch die hier gegebene Darstellung nicht betroffen würde. In dem Bilde der «finstern Welt» ist das Auge verzeichnet; aber durch kein Auge kann als wahrnehmbar *gedacht* werden, *was durch seine eigene Wesenheit als unwahrnehmbar gedacht werden muss.* – Man könnte vielleicht auch meinen, diese Darstellung berücksichtige nicht, dass das neueste naturwissenschaftliche Weltbild nicht mehr auf dem Boden stehe, auf dem noch z. B. Du Bois-Reymond gestanden hat. Man erwarte nicht mehr so viel wie dieser und seine wissenschaftlichen Gesinnungsgenossen von einer «Mechanik der Atome», von einer Zurückführung «aller Naturerscheinungen auf Bewegungen kleinster Materieteile» usw. In den Anschauungen von Ernst Mach, dem Physiker Max Planck und anderen seien diese älteren Theorien überwunden. Doch das in dieser Schrift Gesagte gilt auch von diesen neuesten Anschauungen. Dass z. B. Mach das Feld der Naturforschung auf die Sinnesempfindung aufbauen will, zwingt ihn gerade, in sein Weltbild nur dasjenige von der Natur aufzunehmen, was seinem Wesen nach niemals als wahrnehmbar gedacht werden kann. Er geht von der Sinnesempfindung zwar aus, kann aber nicht wieder mit seinen Ausführungen in einer wirklichkeitsgemäßen Art zu ihr zurückkommen. Wenn Mach von Empfindung spricht, deutet er auf dasjenige, was empfunden wird; aber er muss, indem er den Gegenstand der Empfindung denkt, ihn vom «Ich» absondern. Er bemerkt nun nicht, dass er eben dadurch etwas denkt, was nicht mehr empfunden werden kann. Er zeigt dies dadurch, dass in *seiner* Empfindungswelt der Ich-Begriff völlig zerflattert. Das «Ich» wird bei Mach zum mythi-

Was hier vorliegt, ist in einem weltgeschichtlichen Augenblicke der Geistesentwickelung zutage getreten: damals, als Goethe aus der in seiner ganzen Natur gelegenen Weltanschauung des deutschen Idealismus heraus die Farbenlehre Newtons ablehnte. (Der Verfasser dieser Schrift sucht seit fast drei Jahrzehnten in verschiedenen Schriften auf diesen entscheidenden Punkt in der Beurteilung von Goethes Farbenlehre hinzuweisen. Allein es gilt auch gegenwärtig noch, was er in einem 1893 im Frankfurter «Freien Deutschen Hochstifte» gehaltenen Vortrage sagte: «Die Zeit wird kommen, in der auch für diese Frage die wissenschaftlichen Voraussetzungen zu einer Verständigung der Forscher vorhanden sein werden. Gegenwärtig bewegen sich gerade die physikalischen Untersuchungen in einer Richtung, die zu Goethe'schem Denken nicht führen kann.») – Goethe verstand, dass Newtons Farbenlehre nur ein Bild einer Welt liefern könne, die nicht leuchtet und nicht in Farben erstrahlt. Da er auf die Bedingungen eines rein naturwissenschaftlichen Weltbildes sich nicht einließ, so ist seine tatsächliche Gegnerschaft gegen Newton an manchen Stellen schief geraten. Die Hauptsache aber ist, dass er ein rechtes Gefühl von dem

schen Begriff. Er verliert das «Ich». Weil er, trotzdem er sich dessen nicht bewusst ist, doch unbewusst *gezwungen* ist, seine Empfindungswelt unempfindbar zu denken, wirft sie ihm das Empfindende – das Ich – aus sich heraus. Dadurch wird gerade Machs Ansicht zu einem Beweis für das hier Angeführte. Und Max Plancks, des Physiktheoretikers Ansichten sind das beste Beispiel für die Richtigkeit der obigen Darstellung. Es darf sogar gesagt werden, dass die neuesten Gedanken über Mechanik und Elektrodynamik sich immer mehr noch der Richtung zubewegen, die hier als *notwendig* bezeichnet wird: aus der Wahrnehmungswelt heraus ein Bild einer Welt zu zeichnen, die nicht wahrnehmbar ist.

hatte, was zugrunde liegt. Wenn der Mensch durch das Licht Farben beobachtet, so steht er einer anderen Welt gegenüber als die ist, welche Newton allein zu beschreiben vermag. Und Goethe beobachtete die wirkliche Welt der Farben. Betritt man aber ein solches Gebiet, sei es das der Farben oder anderer Naturerscheinungen, so bedarf man anderer Ideen als diejenigen sind, die in die «finstere und stumme Welt» des Bildes der naturwissenschaftlichen Vorstellungsart gezeichnet sind. Mit diesem Bilde ist keine Wirklichkeit gezeichnet, die wahrgenommen werden kann. Die *wirkliche* Natur enthält eben einfach schon in sich, was in dieses Bild nicht aufgenommen werden kann. Die «finstere Welt» des Physikers könnte von keinem Auge wahrgenommen werden; das Licht ist schon geistig. Im Sinnlichen waltet das Geistige.* Dieses Geistige mit den Mitteln der Naturforschung ergreifen zu wollen, hieße in demselben Irrtum leben, wie wenn man als Maler von sich verlangen wollte, einen Menschen zu malen, der in der Welt umhergeht. Goethe bewegte sich auch als Physiker auf dem Boden des Geistigen. Die Weltanschauung, für die er das Wort «geistgemäß» angewendet hat, machte es ihm unmöglich, in Newtons Farbenlehre etwas von Ideen über wirkliches Licht und wirkliche Farben zu finden. Aber man findet nicht mit der naturwissenschaftlichen Vorstellungsart den Geist in der Sinneswelt. Dass die Weltanschauung des deutschen Idealismus *dafür* eine richtige Empfindung hatte, ist eines ihrer wesent-

* Dasjenige, was man gegenwärtig Relativitätstheorie nennt, muss an Vorstellungen dieser Art orientiert werden; sonst kommt es nicht aus dem Logisch-Theoretischen zu *wirklichkeitsgemäßen* Ideen, in dem Sinne, wie in dieser Schrift der Begriff des *«Wirklichkeitsgemäßen»* bei Schilderung von Plancks Ansichten charakterisiert worden ist.

lichen Kennzeichen. Möge das, was die eine oder die andere Persönlichkeit aus dieser Empfindung heraus gesprochen hat, auch erst ein Keim sein für eine vollständige Pflanze: der Keim ist vorhanden und hat in sich die Kraft seiner Entfaltung.

Doch muss zu der Einsicht, dass in der Sinneswelt Geist ist, der nicht durch die naturwissenschaftliche Vorstellungsart zu ergreifen ist, noch eine andere hinzukommen. Diejenige nämlich, dass die neuere Naturwissenschaft die Abhängigkeit des gewöhnlichen, in der Sinneswelt verlaufenden menschlichen Seelenlebens von den Werkzeugen des Leibes entweder schon gezeigt hat oder auf dem Wege ist, sie zu zeigen. Man betritt da ein Gebiet, auf dem man, wie mit ganz selbstverständlichen Einwänden, scheinbar vernichtend widerlegt werden kann, wenn man sich zu dem Dasein einer selbstständigen geistigen Welt bekennt. Denn was könnte einleuchtender sein, als dass das Seelenleben des Menschen sich von Kindheit auf so entfaltet, wie sich die physischen Organe heranbilden, dass es verfällt in dem Maße, in dem die Organe altern. Was ist einleuchtender, als dass die Lähmung gewisser Gehirnpartien auch den Wegfall gewisser geistiger Fähigkeiten bedingt. Was scheint also einleuchtender zu sein, als dass alles Seelisch-Geistige an die Materie gebunden sei und ohne dieselbe keinen Bestand haben kann, wenigstens keinen solchen, von dem der Mensch wissen könne. Man braucht nicht einmal die glänzenden Ergebnisse der neueren Naturwissenschaft zurate zu ziehen; das Selbstverständliche dieser Behauptung hat schon in genügend richtiger Art de Lamettrie 1746 in «Der Mensch, eine Maschine» (L'homme machine) ausgesprochen. Dieser französische Denker sagt: «Wenn es einem Schwachsinnigen, wie man gewöhnlich beobachten kann, nicht an Gehirn fehlt, so wird die schlechte Beschaffenheit dieses Eingeweides, z. B. seine zu große Weichheit, daran schuld sein. Dasselbe gilt von Narren; die Fehler ihres Gehirns bleiben unseren Nachforschungen nicht immer verborgen; wenn aber die Ursachen des Schwachsinns und der Narrheit und so weiter nicht immer erkennbar sind, wo soll man da die Ursachen der Verschiedenheit *aller* Geister suchen? Sie würden Luchs- und Argusaugen entgehen. Ein Nichts, eine kleine Faser, ein Ding, das auch die feinste Anatomie nicht entdecken kann, würde aus Erasmus und Fontenelle zwei Toren gemacht haben, eine Bemerkung, die Letzterer selbst in einem seiner besten Dialoge macht.» (Vgl. Max Brahn: de Lamettrie «Der Mensch, eine Maschine».) Nun, der Bekenner einer geistgemäßen Weltanschauung würde wenig Einsicht verraten, wenn er das Schlagende, das Selbstverständliche einer solchen Behauptung nicht zugäbe. Er kann sogar diese Behauptung noch verschärfen und sagen: Hätte die Welt jemals bekommen, was der Geist des Erasmus bewirkt hat, wenn seinen Leib irgendjemand erschlagen hätte, da Erasmus noch ein Knabe war? – Wenn eine geistgemäße Weltanschauung darauf angewiesen wäre, solch selbstverständliche Tatsachen nicht anzuerkennen oder ihre Bedeutung auch nur abzuschwächen, so wäre es schlecht um sie bestellt. Aber es kann eine solche Weltanschauung in Gründen wurzeln, die ihr von keinem materialistischen Einwand entzogen werden können.

Zunächst ist das seelische Erleben des Menschen, wie es sich im Denken, Fühlen und Wollen offenbart, an die leiblichen Werkzeuge gebunden. Und es gestaltet sich so, wie es durch diese Werkzeuge bedingt ist. Wer aber meint, er sehe das *wirkliche* Seelenleben, wenn er die Äußerungen der Seele durch den Leib beobachtet, der ist in demselben Fehler befangen wie einer, der glaubt, *seine Gestalt* werde von dem Spiegel hervorgebracht, vor dem er steht, weil der Spiegel die notwendigen Bedingungen enthalte, durch die sein *Bild* erscheint. Dieses Bild ist sogar in gewissen Grenzen als Bild von der Form des Spiegels und so weiter abhängig; *was es aber darstellt,* das hat mit dem Spiegel nichts zu tun. Das menschliche Seelenleben muss, um innerhalb der Sinneswelt sein Wesen voll zu erfüllen, ein Bild seines Wesens haben. Dieses Bild muss es im *Bewusstsein* haben, sonst würde es zwar ein Dasein haben, aber von diesem Dasein keine Vorstellung, kein Wissen. Dieses *Bild,* das im gewöhnlichen Bewusstsein der Seele lebt, ist nun völlig bedingt durch die leiblichen Werkzeuge. Ohne diese würde es nicht da sein, wie das Spiegelbild nicht ohne den Spiegel. *Was aber durch dieses Bild erscheint,* das Seelische selbst, ist seinem Wesen nach von den Leibeswerkzeugen nicht abhängiger als der vor dem Spiegel stehende Beschauer von dem Spiegel. Nicht die Seele ist von den Leibeswerkzeugen abhängig, sondern allein das *gewöhnliche Bewusstsein* der Seele. Die materialistische Ansicht von der menschlichen Seele verfällt einer Täuschung, die dadurch bewirkt wird, dass das gewöhnliche Bewusstsein, das nur durch die Leibeswerkzeuge da ist, mit der Seele selbst verwechselt wird. Das Wesen der Seele fließt so wenig in dieses gewöhnliche Bewusstsein hinein, wie mein Wesen in ein Spiegelbild hineinfließt. Dieses Wesen der Seele kann also auch nicht in dem gewöhnlichen Bewusstsein gefunden werden; es muss *außerhalb* dieses Bewusstseins *erlebt* werden. Und es kann erlebt werden, denn der Mensch kann noch ein *anderes Bewusstsein* in sich entwickeln als dasjenige, das durch die Leibeswerkzeuge bedingt ist.

Der aus der Weltanschauung des deutschen Idealismus hervorgegangene Denker Eduard von Hartmann hat nun klar erkannt, dass das gewöhnliche Bewusstsein ein Ergebnis der Leibeswerkzeuge ist und dass die Seele selbst in diesem Bewusstsein nicht enthalten ist. Er hat aber nicht erkannt, dass die Seele ein anderes von den Leibeswerkzeugen unabhängiges Bewusstsein entwickeln kann, durch das sie sich selbst erlebt. Daher meinte er, dieses Seelenwesen läge in einem Unbewussten, über das man sich nur Vorstellungen machen könne, wenn man von dem gewöhnlichen Bewusstsein aus Schlüsse auf ein eigentlich unbekannt bleibendes «Ding an sich» der Seele ziehe. Aber damit ist Hartmann, wie mancher seiner Vorgänger, auch *vor* der Schwelle stehen geblieben, die überschritten werden muss, wenn eine Erkenntnis der geistigen Welt mit einer sicheren Grundlage erreicht werden soll. Man kommt eben nicht über diese Schwelle, wenn man davor zurückschreckt, den Seelenkräften eine ganz andere Richtung zu geben, als sie unter dem Einfluss des gewöhnlichen Bewusstseins haben. Die Seele erlebt ihr eigenes Wesen innerhalb dieses Bewusstseins nur in den Bildern, die ihr von den Leibeswerkzeugen erzeugt werden. Könnte sie nur so erleben, so wäre sie in einer Lage, die sich vergleichen ließe mit der eines Wesens, das vor einem Spiegel steht und nur sein Bild sehen, von sich selbst aber nichts erleben kann. In dem Augenblicke aber, in dem dieses Wesen sich selber lebendig-offenbar würde, träte es in ein ganz anderes Verhältnis zum Spiegelbilde, als sein voriges war. – Wer sich nicht entschließen kann, in seinem Seelenleben etwas anderes zu entdecken, als ihm durch das gewöhnliche Bewusstsein geboten wird, der wird entweder in Abrede stellen, dass das Wesen der Seele erkennbar ist, oder er wird geradezu erklären, dieses Wesen sei vom

Leibe erzeugt. – Man steht hier vor einer anderen Schranke, welche die naturwissenschaftliche Vorstellungsart aus ihren durchaus berechtigten Forderungen heraus aufrichten muss. Die erste ergab sich dadurch, dass diese Forderungen das Bild einer Welt zeichnen müssen, die niemals durch eine Wahrnehmung in ein Bewusstsein eintreten könnte. Die zweite entsteht, weil das naturwissenschaftliche Denken mit Recht von den Erlebnissen des gewöhnlichen Bewusstseins behaupten muss, dass sie durch die Leibeswerkzeuge zustande kommen, also in Wirklichkeit nichts von einer Seele enthalten. Es ist durchaus begreiflich, dass sich das neuere Denken zwischen diese zwei Schranken gestellt fühlt und aus wissenschaftlicher Gewissenhaftigkeit heraus an der Möglichkeit zweifelt, zu einer Erkenntnis der wirklichen geistigen Welt zu kommen, die weder durch das Bild einer «stummen und finsteren» Natur noch durch die vom Leibe abhängigen Erscheinungen des gewöhnlichen Bewusstseins erreicht werden kann. Und wer nur aus einem dunklen Gefühle heraus oder aus verschwommenem Mystizismus für sich von dem Dasein einer geistigen Welt glaubt überzeugt sein zu können, der sollte eher die schwierige Lage des neueren Denkers kennenlernen als über die «rohen, plumpen» Vorstellungen der Naturwissenschaft wettern.

Über dasjenige, was die naturwissenschaftliche Vorstellungsart geben kann, kommt man nur hinaus, wenn man im inneren Seelenleben die Erfahrung macht, dass es ein Erwachen aus dem gewöhnlichen Bewusstsein gibt; ein Erwachen zu einer Art und Richtung des seelischen Erlebens, die sich zu der Welt des gewöhnlichen Bewusstseins verhalten wie dieses zu der Bilderwelt des Traumes. Goethe spricht in seiner Art von dem Erwachen aus dem gewöhnlichen Bewusstsein und nennt die

Seelenfähigkeit, die dadurch erlangt wird, «*anschauende* Urteilskraft». Diese anschauende Urteilskraft verleiht der Seele, nach Goethes Ansicht, die Fähigkeit, das zu *schauen,* was sich als die höhere Wirklichkeit der Dinge dem Erkennen des gewöhnlichen Bewusstseins verbirgt. Goethe hatte sich mit dem Bekenntnis zu einer solchen Fähigkeit des Menschen in Gegensatz gestellt zu Kant, der dem Menschen eine «anschauende Urteilskraft» abgesprochen hat. Goethe aber wusste aus der Erfahrung des eigenen Seelenlebens heraus, dass ein Erwachen des gewöhnlichen Bewusstseins zu einem solchen mit *anschauender* Urteilskraft möglich ist. Kant hatte geglaubt, ein solches Erwachen als «Abenteuer der Vernunft» bezeichnen zu sollen. Goethe erwidert darauf ironisch: «Hatte ich doch erst unbewusst und aus innerem Trieb auf jenes Urbildliche, Typische rastlos gedrungen, war es mir sogar geglückt, eine naturgemäße Darstellung aufzubauen, so konnte mich nunmehr nichts weiter verhindern, das *Abenteuer der Vernunft,* wie es der Alte vom Königsberge nennt, mutig zu bestehen.» (Der «Alte vom Königsberge» ist Kant. Vergleiche über Goethes Ansicht darüber meine Ausgabe von Goethes naturwissenschaftlichen Schriften. Band I in Kürschners Deutscher National-Literatur.) Es wird in dem Folgenden das erwachte Bewusstsein als *schauendes Bewusstsein* bezeichnet werden. Ein solches Erwachen kann nur eintreten, wenn man zur Welt der Gedanken und des Willens ein anderes Verhältnis ausbildet, als im gewöhnlichen Bewusstsein erlebt wird. Es ist durchaus begreiflich, dass der Bedeutung eines solchen Erwachens gegenwärtig Misstrauen entgegengebracht wird. Denn was die naturwissenschaftliche Vorstellungsart groß gemacht hat, ist, dass sie sich den Ansprüchen eines dunklen Mystizismus widersetzt hat. Und während

Berechtigung als geisteswissenschaftliche Forschungsart nur ein solches Erwachen im Bewusstsein haben kann, das in Ideengebiete von mathematischer Klarheit und Geschlossenheit führt, verwechseln Menschen, die auf leichte Art zu Überzeugungen über die höchsten Fragen des Weltdaseins kommen wollen, dieses Erwachen mit ihren mystischen Verworrenheiten, für die sie sich auf wahre Geistesforschung berufen. Aus der Furcht heraus, dass alles Hinweisen auf ein «Erwachen der Seele» zu solch mystischer Verworrenheit führen könne, und durch den Anblick, den die Erkenntnisse solch «mystisch Erleuchteter» oft bieten, halten sich die mit den Forderungen der neueren naturwissenschaftlichen Vorstellungsart Vertrauten von aller Forschung fern, die durch Inanspruchnahme eines «erwachten Bewusstseins» in die geistige Welt eintreten will.* Nun aber ist ein solches Erwachen durchaus möglich dadurch, dass man in innerem (seelischen) Erleben eine gewisse, von der gewöhnlichen abweichende Betätigung der Kräfte des Seelenwesens (Gedanken- und Willenserlebnisse) entwickelt. Der Hinweis darauf, dass mit der Idee von dem erwachten Bewusstsein in der Richtung weitergegangen wird, in der Goethes Weltanschauung sich bewegt, kann zeigen, dass das hier Vorgebrachte nichts mit Vorstellungen eines verworrenen Mystizismus zu tun haben will. Man kann sich in innerer Erkraftung so aus dem Zustand des gewöhnlichen Bewusstseins herausheben, dass man dabei ein ähn-

* Wem es um eine wirkliche Erkenntnis der geistigen Welt zu tun ist, der hat eine große Befriedigung, wenn ein geistreicher Künstler wie Hermann Bahr in seiner glänzenden Komödie «Der Meister» die Lebenskomödien darstellt, die sich oft so aufdringlich an die Bestrebungen anhängen, welche nach einer Wissenschaft des Geistigen suchen.

liches Erlebnis hat wie beim Übergange vom Träumen zum wachen Vorstellen. Wer vom Träumen zum Wachen übergeht, der erfährt, wie der Wille eindringt in den Ablauf seiner Vorstellungen, während er im Träumen willenlos dem Ablauf der Bilder hingegeben ist. Was da durch unbewusste Vorgänge geschieht, kann auf einer anderen Stufe durch die bewusste Seelenverrichtung bewirkt werden. Der Mensch kann in das gewöhnliche bewusste Denken eine stärkere Willensentfaltung einführen, als in diesem im gewöhnlichen Erleben der physischen Welt vorhanden ist. Er kann dadurch vom Denken zum *Erleben des Denkens* übergehen. Im gewöhnlichen Bewusstsein wird nicht das Denken erlebt, sondern durch das Denken dasjenige, was gedacht wird. Es gibt nun eine innere Seelenarbeit, welche es allmählich dazu bringt, nicht in dem, was gedacht wird, sondern in der Tätigkeit des Denkens selbst zu leben. Ein Gedanke, der nicht einfach hingenommen wird aus dem gewöhnlichen Verlauf des Lebens, sondern der *mit Willen* in das Bewusstsein gerückt wird, um ihn in seiner Wesenheit als Gedanke zu erleben, löst in der Seele andere Kräfte los als ein solcher, der durch auftretende äußere Eindrücke oder durch den gewöhnlichen Verlauf des Seelenlebens hervorgerufen wird. Und wenn die Seele in sich die im gewöhnlichen Leben doch nur in geringem Maße geübte Hingabe an den Gedanken als solchen immer erneut bewirkt – sich auf den Gedanken als Gedanken konzentriert –: dann entdeckt sie in sich Kräfte, die im gewöhnlichen Leben nicht angewendet werden, sondern gleichsam schlummernd (latent) bleiben. Es sind Kräfte, die nur im *bewussten* Anwenden entdeckt werden. Sie stimmen aber die Seele zu einem ohne ihre Entdeckung nicht vorhandenen Erleben. Die Gedanken erfüllen sich mit einem ihnen eigentümlichen Leben, das der Denkende (der Meditierende) verbunden fühlt mit seinem eigenen Seelenwesen. (Das hier gemeinte schauende Bewusstsein entsteht aus dem gewöhnlichen Wachbewusstsein nicht durch körperliche [physiologische] Vorgänge, wie das gewöhnliche Wachbewusstsein aus dem Traumbewusstsein. Beim Erwachen aus diesem in das Tagesbewusstsein hat man es mit einer sich verändernden Einstellung des Leibes im Verhältnis zur Wirklichkeit zu tun; beim Erwachen aus dem gewöhnlichen Bewusstsein zum schauenden Bewusstsein mit einer sich verändernden Einstellung der geistig-seelischen Vorstellungsart im Verhältnis zu einer geistigen Welt.)

Es ist aber zu diesem Entdecken des Gedankenlebens die Aufwendung bewussten Willens notwendig. Das kann aber auch nicht ohne Weiteres *der* Wille sein, der im gewöhnlichen Bewusstsein zutage tritt. Auch der Wille muss in anderer Art und in anderer Richtung gewissermaßen eingestellt werden, als er eingestellt ist für das Erleben in dem bloßen Sinnesdasein. Im gewöhnlichen Leben fühlt man sich selbst im Mittelpunkte dessen, was man will oder was man wünscht. Denn auch im Wünschen ist ein gleichsam angehaltener Wille wirksam. Der Wille strömt von dem Ich aus und taucht in das Begehren, in die Leibesbewegung, in die Handlung unter. Ein Wille in dieser Richtung ist unwirksam für das Erwachen der Seele aus dem gewöhnlichen Bewusstsein. Es gibt aber auch eine Willensrichtung, die in einem gewissen Sinne dieser entgegengesetzt ist. Es ist diejenige, welche wirksam ist, wenn man, ohne unmittelbaren Hinblick auf ein äußeres Ergebnis, das eigene Ich zu lenken sucht. In den Bemühungen, die man macht, um sein Denken zu einem sinngemäßen zu gestalten, sein Fühlen zu vervollkommnen, in allen

Impulsen der Selbsterziehung äußert sich diese Willensrichtung. In einer allmählichen Steigerung der in dieser Richtung vorhandenen Willenskräfte liegt, was man braucht, um aus dem gewöhnlichen Bewusstsein heraus zu erwachen. Eine besondere Hilfe leistet man sich in der Verfolgung dieses Zieles dadurch, dass man mit innigerem Gemütsanteil das Leben in der Natur betrachtet. Man sucht zum Beispiel eine Pflanze so anzuschauen, dass man nicht nur ihre Form in den Gedanken aufnimmt, sondern gewissermaßen mitfühlt das innere Leben, das sich in dem Stängel nach oben streckt, in den Blättern nach der Breite entfaltet, in der Blüte das Innere dem Äußeren öffnet und so weiter. In solchem Denken schwingt der Wille leise mit; und er ist da ein in Hingabe entwickelter Wille, der die Seele lenkt; der nicht aus ihr den Ursprung nimmt, sondern auf sie seine Wirkung richtet. Man wird naturgemäß zunächst glauben, dass er seinen Ursprung in der Seele habe. Im Erleben des Vorgangs selbst aber erkennt man, dass durch diese Umkehrung des Willens ein außerseelisches Geistiges von der Seele ergriffen wird.

Wenn ein Wille nach dieser Richtung erstarkt ist und das Gedankenleben in der angedeuteten Art ergreift, so wird in der Tat aus dem Umkreise des gewöhnlichen Bewusstseins ein anderes herausgehoben, das sich zu dem gewöhnlichen verhält wie dieses zu dem Weben in den Traumbildern. Und ein solches schauendes Bewusstsein ist in der Lage, die geistige Welt erlebend zu erkennen. (Der Verfasser dieser Schrift hat in einer Reihe von Schriften in ausführlicher Art dargestellt, was hier gewissermaßen wie eine Mitteilung in Kürze angedeutet ist. Es kann in solch kurzer Darstellung nicht auf Einwände, Bedenken und so weiter eingegangen werden; in den anderen Schriften ist dies geschehen; und man kann dort manches vorgebracht finden, was dem hier Dargestellten seine tiefere Begründung gibt. [...]) – Ein Wille, der nicht in der angegebenen Richtung liegt, sondern in derjenigen des alltäglichen Begehrens, Wünschens und so weiter, kann, wenn er auf das Gedankenleben in der beschriebenen Art angewendet wird, nicht zu dem Erwachen eines schauenden Bewusstseins aus dem gewöhnlichen, sondern nur zu einer Herabstimmung dieses gewöhnlichen führen, zu wachendem Träumen, Phantasterei, visionsgleichen Zuständen und Ähnlichem. – Die Vorgänge, die zu dem hier gemeinten schauenden Bewusstsein führen, sind ganz geistig-seelischer Art; und ihre einfache Beschreibung müsste schon davor behüten, das durch sie Erreichte mit pathologischen Zuständen (Vision, Mediumismus, Ekstase und so weiter) zu verwechseln. Alle diese pathologischen Zustände drücken das Bewusstsein *unter* den Stand herab, den es im wachenden Menschen einnimmt, der seine gesunden physischen Seelenorgane voll brauchen kann.*

Es ist in dieser Schrift öfter darauf hingewiesen worden, wie die unter dem Einflusse der neueren naturwissenschaftlichen Vorstellungsart entwickelte Seelenwissenschaft von den bedeutungsvollen Fragen des Seelenlebens ganz abgekommen ist. Eduard von Hartmann hat ein Buch «Die moderne Psychologie» geschrieben, in dem er eine Geschichte der Seelenwissenschaft in der zweiten Hälfte des neunzehnten Jahrhunderts gibt. Er sagt darin: «Das Freiheitsproblem lassen die heutigen Psychologen entweder ganz beiseite, oder sie beschäftigen sich doch nur so weit mit ihm, als nötig ist, um zu

* Dass, was hier gemeint ist, nicht mit der Seelenverfassung verwechselt werden sollte, die dem alt-indischen Erkenntnisstreben zugrunde liegt, darauf wird in dem Folgenden noch gedeutet.

zeigen, dass auf streng deterministischem Boden dasjenige Maß von praktischer Freiheit zustande komme, welches für die juridische und sittliche Verantwortlichkeit ausreicht. Nur in der ersten Hälfte des zu besprechenden Zeitraumes halten noch einige theistische Philosophen, wie an der Unsterblichkeit einer selbstbewussten Seelensubstanz, so auch an einem Rest indeterministischer Freiheit fest, begnügen sich dann aber meistens damit, die wissenschaftliche Möglichkeit dieser Herzenswünsche begründen zu wollen.» Nun kann vom Gesichtspunkte naturwissenschaftlicher Vorstellungsart wirklich weder von wahrer Freiheit der Menschenseele noch über die Unsterblichkeitsfrage gesprochen werden. Bezüglich der Letzteren darf noch einmal an die Worte des bedeutenden Seelenforschers Franz Brentano erinnert werden: «Für die Hoffnungen eines Platon und Aristoteles, über das Fortleben unseres besseren Teiles nach der Auflösung des Leibes Sicherheit zu gewinnen, würden dagegen die Gesetze der Assoziation von Vorstellungen, der Entwickelung von Überzeugungen und Meinungen und des Keimens von Lust und Liebe alles andere, nur nicht eine wahre Entschädigung sein. ... Und wenn wirklich» die neuere naturwissenschaftliche Denkweise «den Ausschluss der Frage nach der Unsterblichkeit besagte, so wäre er für die Psychologie ein überaus bedeutender zu nennen.» Nun liegt für die naturwissenschaftliche Denkart nur das gewöhnliche Bewusstsein vor. Dieses ist aber in seinem ganzen Umfange abhängig von den Leibesorganen. Fallen diese mit dem Tode weg, so fällt auch die gewöhnliche Bewusstseinsart weg. Das aus diesem gewöhnlichen Bewusstsein heraus erwachte schauende Bewusstsein kann an die Unsterblichkeitsfrage herantreten. So sonderbar dies auch für die bloß im Naturwissenschaftlichen bleiben wollende Vorstellungsart erscheint: Dieses schauende Bewusstsein erlebt sich in einer geistigen Welt, in welcher die Seele ein Dasein außerhalb des Leibes hat. So wie das Aufwachen aus dem Traume das Bewusstsein gibt: Man ist nun nicht mehr dem Ablauf von Bildern willenlos hingegeben, sondern man steht durch seine Sinne mit einer wirklichen Außenwelt in Verbindung, so gibt das Erwachen in das schauende Bewusstsein hinein die unmittelbare Erfahrungsgewissheit: Man steht mit seinem Wesen in einer geistigen Welt; man erlebt erkennend sich selbst in dem, was vom Leibe unabhängig ist und was wirklich der von Immanuel Hermann Fichte erschlossene Seelenorganismus ist, der einer geistigen Welt angehört und angehören muss nach der Zerstörung des Leibes. – Und da man in dem schauenden Bewusstsein ein anderes als das gewöhnliche, ein in der geistigen Welt wurzelndes Bewusstsein kennenlernt, so kann man auch nicht mehr der Meinung verfallen, mit der Zerstörung des Leibes müsse *jedes* Bewusstsein aufhören, weil doch die gewöhnliche Bewusstseinsart mit ihrem Leibeswerkzeuge dahinfallen muss. In einer Geisteswissenschaft, die in dem schauenden Bewusstsein eine Erkenntnisquelle sieht, verwirklicht sich, was aus dem deutschen Weltanschauungsidealismus heraus der Schuldirektor von Bromberg [...], Johann Heinrich Deinhardt, geahnt hat: dass es möglich ist, zu erkennen, wie die Seele «schon in diesem Leben» den «neuen Leib ... ausarbeite», den sie dann über die Schwelle des Todes in die geistige Welt trägt. (Wenn man von «Leib» in diesem Zusammenhange spricht, so ist dies gewiss eine materialistisch klingende Bezeichnung; denn gemeint ist natürlich gerade das leibfreie Geistig-Seelische; doch ist man in solchen Fällen genötigt, vom Sinnlichen hergenommene Namen für Geistiges zu gebrauchen, um scharf darauf hinzudeuten, dass man ein wirkliches Geistiges, nicht eine begriffliche Abstraktion meine.)

Bei der Frage nach der menschlichen Freiheit zeigt sich ein eigentümlicher Konflikt der Seelenerkenntnis. Das gewöhnliche Bewusstsein kennt den freien Entschluss als eine innerlich erlebte Tatsache. Und diesem Erlebnis gegenüber kann es sich eigentlich die Freiheit nicht hinweglehren lassen. Und doch scheint es, als ob die naturwissenschaftliche Vorstellungsart dieses Erlebnis nicht anerkennen könnte. Sie sucht zu jeder Wirkung die Ursachen. Was ich in diesem Augenblicke tue, erscheint ihr abhängig von den Eindrücken, die ich jetzt habe, von meinen Erinnerungen, von den mir angeborenen oder anerzogenen Neigungen und so weiter. Es wirkt vieles zusammen; ich kann es nicht überschauen, daher erscheine ich mir frei. Aber in Wahrheit bin ich durch die zusammenwirkenden Ursachen zu meinem Handeln bestimmt. Freiheit erschiene somit als eine Illusion. Man kommt aus diesem Konflikt nicht heraus, solange man nicht vom Standpunkte des schauenden Bewusstseins in dem gewöhnlichen Bewusstsein nur eine durch die Leibesorganisation bewirkte Spiegelung der wahren Seelenvorgänge erblickt und in der Seele eine in der Geisteswelt wurzelnde, vom Leibe unabhängige Wesenheit. Was bloß *Bild* ist, kann durch sich selbst nichts bewirken. Wenn durch ein Bild etwas bewirkt wird, so muss dies durch ein Wesen geschehen, das sich durch das Bild bestimmen lässt. In diesem Falle aber ist die menschliche Seele, wenn sie etwas tut, wozu ihr bloß Anlass ein im gewöhnlichen Bewusstsein vorhandener Gedanke ist. Mein Bild, das ich im Spiegel sehe, bewirkt nichts, was nicht ich aus Anlass des Bildes bewirke. Anders ist die Sache, wenn der Mensch nicht durch einen *bewussten* Gedanken sich bestimmt, sondern wenn er durch einen Affekt, durch den Impuls einer Leidenschaft mehr oder weniger unbewusst getrieben wird und die bewusste Vorstellung nur dem blinden Zusammenhang der Triebkräfte gleichsam zusieht. – Sind es so die *bewussten* Gedanken im gewöhnlichen Bewusstsein, welche den Menschen frei handeln lassen, so könnte doch dieser durch das gewöhnliche Bewusstsein von seiner Freiheit nichts wissen. Er würde nur auf das Bild sehen, das ihn bestimmt, und müsste diesem die Kraft der Ursächlichkeit zuschreiben. Er tut dies nicht, weil instinktiv im Erleben der Freiheit die wahre Wesenheit der Seele in das gewöhnliche Bewusstsein hereinleuchtet. (Der Verfasser dieser Schrift hat die Freiheitsfrage in seinem Buche «Philosophie der Freiheit» ausführlich aus der Beobachtung der menschlichen Seelenerlebnisse zu beleuchten gesucht.) Die Geisteswissenschaft sucht vom Gesichtspunkte des schauenden Bewusstseins in dasjenige Gebiet des wahren Seelenlebens hineinzuleuchten, aus dem heraus in das gewöhnliche Bewusstsein die instinktive Gewissheit von der Freiheit strahlt.

Was Rudolf Steiner in den «Ausblicken» seines Buches «Vom Menschenrätsel» bezüglich der Entwicklung des Denkens und der Willensschulung skizziert, findet sich ausführlich in seiner Schrift «Theosophie», die nach ihrem Erscheinen 1904 bis 1922 zehn Auflagen erreichte und immer wieder überarbeitet wurde. Im Kapitel «Der Pfad der Erkenntnis» betont Steiner zusammenfassend den notwendig klaren und geordneten Ablauf einer solchen Denkschulung:

Der Erkenntnis Suchende bereitet sich für seine Aufgabe dadurch vor, dass er durch Willkür alle selbsttätig waltende Willkür des Denkens überwindet. Er lernt, rein den Forderungen des Gedankens zu folgen. Und so muss er lernen, in jeglichem Denken, das der Geisterkenntnis dienen soll, vorzugehen. Dies *Gedankenleben* selbst muss ein Abbild des ungestörten mathematischen Urteilens und Schließens sein. Er muss bestrebt sein, wo er geht und steht, in solcher Art denken zu können. Dann fließen die Gesetzmäßigkeiten der geistigen Welt in ihn ein, die spurlos an ihm vorüber- und durch ihn hindurchziehen, wenn sein Denken den alltäglichen, verworrenen Charakter trägt. Ein geordnetes Denken bringt ihn von sicheren Ausgangspunkten aus zu den verborgensten Wahrheiten. Solche Hinweise sollen aber nicht einseitig aufgefasst werden. Wenn auch Mathematik eine gute Disziplinierung des Denkens bewirkt, so kann man doch zu einem reinen, gesunden und lebensvollen Denken auch kommen, ohne Mathematik zu treiben.

Zu den Fähigkeiten, die der Übende erwerben soll, gehören unter anderem die «rückhaltlose, unbefangene Hingabe an dasjenige, was das Menschenleben oder auch die außermenschliche Welt offenbaren», sowie das Vermögen, «sich selbst mit allen seinen Vorurteilen in jedem Augenblicke auslöschen zu können». Denn, so Steiner, «je mehr er in sich die Fähigkeit ausbildet, nicht alsogleich auf jede Sympathie und Antipathie ein Urteil, eine Handlung folgen zu lassen, eine umso feinere Empfindungsfähigkeit wird er in sich ausbilden». Wer den achtgliedrigen Pfad des Gautama Buddha kennt, dem ist ersichtlich, dass die von Steiner geschilderten Haltungen den dort aufgeführten Stufen der richtigen Wahrnehmung, des richtigen Urteils und des richtigen Wortes bzw. der richtigen Handlung entsprechen. Schon in seinem ersten Schulungsbuch «Wie erlangt man Erkenntnisse der höheren Welten?» beschrieb er im Kapitel «Über einige Wirkungen der Einweihung» diese Qualitäten bei der Ausbildung des Kehlkopfchakrams.

Auch in einem anderen Punkt wird in der «Theosophie» als Anweisung auf dem Pfad der Erkenntnis ausgeführt, was in dem Textauszug aus «Von Menschenrätseln» unter eher theoretisch-methodischen Gesichtspunkten behandelt ist: die Umkehr des Willens und Handelns.

Was der Erkenntnis Suchende für sein Denken anstrebt, das muss er auch für sein Handeln anstreben. Dies muss, ohne störende Einflüsse vonseiten seiner Persönlichkeit, den Gesetzen des edlen Schönen und ewig Wahren folgen können. Diese Gesetze müssen ihm die Richtung geben können. Beginnt er etwas zu tun, was er als das Richtige erkannt hat, und befriedigt sich an diesem Tun sein persönliches Gefühl nicht, so darf er den betretenen Weg *deswegen* nicht verlassen. Er darf ihn aber auch nicht verfolgen, weil er ihm Freude macht, wenn er findet, dass er mit den Gesetzen des ewig Schönen und Wahren nicht übereinstimmt. Im alltäglichen Leben lassen sich die Menschen von dem zu ihren Handlungen bestimmen, was sie persönlich befriedigt, was *ihnen* Früchte trägt. Dadurch zwingen sie die Richtung ihrer Persönlichkeit dem Gang der Welterscheinungen auf. Sie verwirklichen nicht das Wahre, das in den Gesetzen der geistigen Welt vorgezeichnet ist, sie verwirklichen die Forderung ihrer Willkür. Erst dann wirkt man im Sinne der geistigen Welt, wenn man allein deren Gesetze befolgt. Aus dem, was bloß aus der Persönlichkeit heraus getan wird, ergeben sich keine Kräfte, die eine Grundlage bilden können für Geisterkenntnis. Der Erkenntnis Suchende kann nicht bloß fragen: Was bringt mir Frucht, womit habe ich Erfolg, sondern er muss auch fragen können: Was habe ich als das Gute erkannt? Verzicht auf die Früchte des Handelns für die Persönlichkeit, Verzicht auf alle Willkür: das sind die ernsten Gesetze, die er sich muss vorzeichnen können. Dann wandelt er in den Wegen der geistigen Welt, sein ganzes Wesen durchdringt sich mit diesen Gesetzen. Er wird frei von allem Zwang der Sinnenwelt: Sein Geistmensch hebt sich heraus aus der sinnlichen Umhüllung. So gelangt er hinein in den Fortschritt zum Geistigen, so vergeistigt er sich selbst. – Wie sein Denken, so muss der Erkenntnis Suchende seinen Willen in strengem Gewahrsam haben können. Er wird dadurch in aller Bescheidenheit – ohne Anmaßung – ein Bote der Welt des Wahren und Schönen.

Man kann, was hier anklingt, vergleichen mit dem, was die «Bhagavad Gita» in lyrischer Form als «Karma Yoga» darstellt, als das Prinzip der Einweihung. Dort heißt es, dass der Schüler Aryuna nach den Weisungen des Krishna, nicht nach den Früchten seines Tuns streben solle. Somit bestätigt Steiner die Aussagen der Gita, die er als Lektüre auch in dem Schulungsbuch «Wie erlangt man Erkenntnisse der höheren Welten?» empfiehlt.

Doch zurück zum Kapitel «Der Pfad der Erkenntnis», wo noch weitere anzustrebende seelische Eigenschaften erwähnt werden:

Solange man persönlich mit der Welt lebt, so lange enthüllen die Dinge auch nur das, was sie mit unserer Persönlichkeit verknüpft. Das aber ist ihr Vergängliches. Ziehen wir uns selbst von unserem Vergänglichen zurück und leben wir mit unserem Selbstgefühl, mit unserem «Ich» in unserem Bleibenden, dann werden die vergänglichen Teile an uns zu Vermittlern; und was sich durch sie enthüllt, das ist ein Unvergängliches, ein Ewiges an den Dingen. Dieses Verhältnis *seines* eigenen Ewigen zum Ewigen in den Dingen muss bei dem Erkennenden hergestellt werden können. Schon bevor er andere Übungen der beschriebenen Art aufnimmt und auch während derselben soll er seinen Sinn auf dieses Unvergängliche hinlenken. Wenn ich einen Stein, eine Pflanze, ein Tier, einen Menschen beobachte, soll ich eingedenk sein können, dass sich in all dem ein Ewiges ausspricht. Ich soll mich fragen können, was lebt als Bleibendes in dem vergänglichen Stein, in dem vergänglichen Menschen? Was wird die vorübergehende sinnliche Erscheinung überdauern? – Man soll nicht glauben, dass solches Hinlenken des Geistes zum Ewigen die hingebungsvolle Betrachtung und den Sinn für die Eigenschaften des Alltags in uns austilge und uns der unmittelbaren Wirklichkeit entfremde. Im Gegenteil. Jedes Blatt, jedes Käferchen wird uns unzählige Geheimnisse enthüllen, wenn unser *Auge* nicht nur, sondern *durch* das *Auge* der Geist auf sie gerichtet ist. Jedes Glitzern, jede Farbennuance, jeder Tonfall werden den Sinnen lebhaft und wahrnehmbar bleiben, nichts wird verloren gehen; nur unbegrenztes neues Leben wird hinzugewonnen werden. Und wer nicht mit dem Auge das Kleinste zu beobachten versteht, wird auch nur zu blassen, blutleeren Gedanken, nicht aber zu geistigem Schauen kommen. [...] Bald bemerkt unter solchen Übungen der Mensch, welche gewaltige Verwandlung mit ihm vorgeht. Er lernt jedes Ding nur mehr in derjenigen Beziehung wichtig oder unwichtig nehmen, als er das Verhältnis dieses Dinges zu einem Bleibenden, Ewigen erkannt hat. Er kommt zu einer anderen Wertung und Schätzung der Welt, als er sie früher gehabt hat. Sein Gefühl bekommt ein anderes Verhältnis zu der ganzen Umwelt. Das Vergängliche zieht ihn nicht mehr bloß um seiner selbst willen an wie früher; es wird ihm auch noch ein Glied und Gleichnis des Ewigen. Und dieses Ewige, das in allen Dingen lebt, lernt er lieben. Es wird ihm vertraut, wie ihm vorher das Vergängliche vertraut war. Auch dadurch wird er nicht dem Leben entfremdet, sondern er lernt nur ein jegliches Ding seiner wahren Bedeutung nach schätzen. Selbst der eitle Tand des Lebens wird nicht spurlos an ihm vorüberziehen; aber der Mensch verliert sich, indem er nach dem Geistigen sucht, nicht mehr an ihn, sondern erkennt ihn in seinem begrenzten Wert. Er sieht ihn im rechten Lichte. Der ist ein schlechter Erkennender, der nur in Wolkenhöhen wandeln wollte und darüber das Leben verlöre. Ein wirklich Erkennender wird von seiner Gipfelhöhe aus durch klare Übersicht und rechte Empfindung für alles ein jegliches Ding an seinen Platz zu stellen wissen.

Auch die Naturbetrachtung erscheint hier als ein Übungsfeld, um die Fähigkeiten des geistigen Schauens zu erlernen. Entsprechende Übungen hat Rudolf Steiner bereits in den Büchern «Wie erlangt man Erkenntnisse der höheren Welten?», «Die Stufen der höheren Erkenntnis» und in «Die Geheimwissenschaft im Umriss» angeführt. Wiederholt bezeichnet er diese Übungen als Willensschulung. Dass der Erkenntnis Suchende diesen Schulungsweg betritt, schuldet er, wie es in der «Theosophie» heißt, seinem *Willen zur Freiheit*. Dabei geht es um die wahre Freiheit eines in sich selbst begründeten Handelns auch über die diesseitigen Kausalitäten hinaus, wie sie von Franz Brentano als Ideal angestrebt wurde, der sie aber mit seiner psychologischen Methode noch nicht erreichen konnte.

So eröffnet sich dem Erkennenden die Möglichkeit, nicht mehr den unberechenbaren Einflüssen der äußeren Sinnenwelt allein zu folgen, die sein Wollen bald da-, bald dorthin lenken. Er hat durch Erkenntnis in der Dinge ewiges Wesen geschaut. Er hat durch die Umwandlung seiner inneren Welt die Fähigkeit in sich, dieses ewige Wesen wahrzunehmen. Für den Erkennenden erhalten die folgenden Gedanken noch eine besondere Wichtigkeit. Wenn er aus sich heraus handelt, so ist er sich bewusst, aus dem ewigen Wesen der Dinge heraus zu handeln. Denn die Dinge sprechen in *ihm* dieses ihr Wesen aus. Er handelt also im Sinne der ewigen Weltordnung, wenn er aus dem in ihm lebenden Ewigen diesem seinem Handeln die Richtung gibt. Er weiß sich dadurch nicht mehr bloß von den Dingen getrieben; er weiß, dass er sie nach den ihnen selbst eingepflanzten Gesetzen treibt, welche die Gesetze seines eigenen Wesens geworden sind. – Dieses Handeln aus dem Innern kann nur ein Ideal sein, dem man zustrebt. Die Erreichung dieses Zieles liegt in weiter Ferne. Aber der Erkennende muss den Willen haben, diese Bahn klar zu sehen. Dies ist sein *Wille zur Freiheit*. Denn Freiheit ist Handeln aus sich heraus. Und aus sich darf nur handeln, wer aus dem Ewigen die Beweggründe schöpft. Ein Wesen, das dies nicht tut, handelt nach anderen Beweggründen, als den Dingen eingepflanzt sind. Ein solches widerstrebt der Weltordnung. Und diese muss ihm gegenüber dann obsiegen. Das heißt: es kann letzten Endes nicht geschehen, was es seinem Willen vorzeichnet. Es kann nicht frei werden. Willkür des Einzelwesens vernichtet sich selbst durch die Wirkung ihrer Taten.

Das gewöhnliche Bewusstsein, wie es der Naturwissenschaft allein zugrunde liegt, ist nicht geeignet, Wesentliches über das Seelenleben zu erfassen. Die naturwissenschaftliche Vorstellungsart stößt somit an «Schranken», zum einen wenn die als eigenschaftslos verstandenen Sinneseindrücke keine Wahrnehmung im Bewusstsein mehr erlauben, zum anderen wenn die Seelenerlebnisse als allein abhängig vom Leib oder sogar als von ihm erzeugt gedacht werden. Für eine wirklichkeitsgemäße Erfassung der äußeren Natur wie auch des inneren Seelenwesens ist das «Erwachen aus dem Traumzustand des gewöhnlichen Bewusstseins» und auch das Eindringen in eine seelische und geistige Erfahrungswelt notwendig, wie es schon Goethe mit seiner «anschauenden Urteilskraft» formuliert hat. Die dazu geeigneten Übungswege suchen einerseits das «Erleben des Denkens» im meditativen Umgang mit den Gedanken und andererseits eine «Umkehrung des Willens», der die hingegebene Seele lenkt. Dies erst führt zum geistigen Erleben der Natur, das heißt zum Erfahren der Geistigkeit, die hinter den Naturphänomenen bildend wirksam ist, aber auch zum Wahrnehmen der Eigenständigkeit des seelischen und geistigen Wesens des Menschen. Nur auf diesem Weg ist die wirkliche Freiheit im Denken und Handeln zu erreichen.

Die damit beschriebene geisteswissenschaftliche Erkenntnismethode ist Voraussetzung, um die Aussagen nachzuvollziehen, die Rudolf Steiner über eine rein seelische und geistige Erfahrungswelt trifft und die in ihren grundsätzlichen Erkenntnissen bezüglich der Entwicklung des Seelenlebens im Folgenden zusammengestellt sind.

DENKEN, FÜHLEN, WOLLEN: «DIE PHYSISCHEN UND DIE GEISTIGEN ABHÄNGIGKEITEN DER MENSCHEN-WESENHEIT»

Auszug aus «Von Seelenrätseln», 1917

In dem Buch «Von Seelenrätseln», das, wie auch «Vom Menschenrätsel», mitten in der Zeit des Ersten Weltkriegs entstanden ist, finden sich drei Abhandlungen: die erste über das Verhältnis von «Anthropologie und Anthroposophie», sodann die Rezension «Max Dessoir über Anthroposophie» und schließlich ein Nachruf auf Franz Brentano, den großen Psychologen und Philosophen des 19. Jahrhunderts, dessen Ansichten auch die damalige Psychiatrie stark prägten. Franz Brentano war im März 1917 verstorben, Steiners Nachruf erschien noch im selben Jahr. Steiner hatte sich schon früher mit der Seelenlehre Brentanos beschäftigt. So sprach er etwa Anfang November 1910 anlässlich der Jahresversammlung der deutschen Sektion der Theosophischen Gesellschaft, deren Leiter er von 1904 bis 1912 war, darüber, und zwar in Vorträgen zum Thema «Psychosophie».

In «Von Seelenrätseln» kommt er mehrfach auf Brentano zu sprechen. Ergänzend zu den Ausführungen im Nachruf handelt er in einem der unter dem Titel «Skizzenhafte Erweiterungen des Inhalts der Schrift» angefügten Anhänge nochmals von dessen Seelenlehre. Der Abschnitt «Die physischen und die geistigen Abhängigkeiten der Menschen-Wesenheit» greift eine grundlegende Unterscheidung von Brentano und die daran anschließenden Gedanken Steiners bezüglich des Denkens, Fühlens und Wollens auf. Um Steiners erweiternde

Ausführungen zu verstehen, sei hier zunächst einmal die Darstellung der Brentano'schen Position im Nachruf selbst wiedergegeben, auf die sich Rudolf Steiner in seiner Kritik und Fortführung bezieht:

Brentano findet nun drei Arten von intentionalen Beziehungen im seelischen Leben. Die erste ist das *Vorstellen* von etwas; die zweite die Anerkennung oder Verwerfung, die sich im *Urteilen* aussprechen; die dritte die des Liebens oder Hassens, welche im *Fühlen* erlebt werden. Wenn ich sage: Gott ist gerecht, so stelle ich etwas vor; aber ich anerkenne oder verwerfe das Vorgestellte noch nicht; wenn ich aber sage: es gibt einen Gott, so anerkenne ich das Vorgestellte durch ein *Urteil.* Sage ich: die Freude ist mir lieb, so urteile ich nicht bloß, sondern ich erlebe ein *Gefühl.* Brentano unterscheidet aus solchen Voraussetzungen heraus drei Grundklassen der psychischen Erlebnisse: Vorstellen, Urteilen, Fühlen (oder die Erscheinungen des Liebens und Hassens). Diese drei Grundklassen setzt er an die Stelle der von anderen anerkannten Teilung der psychischen Erscheinungen in: Vorstellen, Fühlen und Wollen.* Während nämlich Vorstellen und Urteilen viele in eine Klasse zusammenfassen, trennt Brentano die beiden. Er ist mit der Zusammenfassung nicht einverstanden, weil er nicht wie andere in dem Urteil nur eine Verbindung von Vorstellungen sieht, sondern eben eine Anerkennung oder ein Verwerfen des Vorgestellten, was beim bloßen Vorstellen nicht vollzogen wird. Gefühl und Wille hinwiederum, welche andere trennen, fallen für Brentano, ihrem

* Vergleiche Brentano: «Psychologie vom empirischen Standpunkte», Seite 233 ff., und seine Schrift: «Von der Klassifikation der psychischen Phänomene».

seelischen Gehalte nach, in eins zusammen. Was seelisch erlebt wird, indem man sich zum Verrichten einer Handlung hingezogen oder davon abgestoßen fühlt, ist dasselbe, was man erlebt, wenn man zur Freude sich hingezogen oder vom Schmerze abgestoßen fühlt.

Es ist aus Brentanos Schriften ersichtlich, dass er einen großen Wert darauf legt, die von ihm vorgefundene Gliederung des seelischen Erlebens in Denken, Fühlen und Wollen durch die andere ersetzt zu haben, in Vorstellen, Urteilen und in Lieben und Hassen. Von dieser Gliederung aus sucht er sich einen Weg zu bahnen zum Verständnis dessen, was die Wahrheit auf der einen Seite, die sittliche Güte auf der anderen Seite ist. Die Wahrheit stützt sich ihm auf das richtige Urteilen; die sittliche Güte auf das richtige Lieben. Er findet: «Wir nennen etwas wahr, wenn die darauf bezügliche Anerkennung richtig ist. Wir nennen etwas gut, wenn die darauf bezügliche Liebe richtig ist.»*

In Abgrenzung zu dieser Unterscheidung Brentanos entwickelt Rudolf Steiner in den «Skizzenhaften Erweiterungen» seine geistigen Forschungsergebnisse, die sich ihm in einem Zeitraum von dreißig Jahren ergeben haben. Er schließt dabei an die in seiner Zeit übliche Aufteilung des Seelenlebens in Denken bzw. Vorstellen, Fühlen und Wollen an. Bezüglich des Vorstellens beschreibt er die Verbindung der seelischen Vorgänge zum physiologischen, zum leiblichen Geschehen als einen Zusammenhang des Seelischen mit dem Gehirn, den Vorgängen des Sinnes-Nerven-Systems, bezüglich des Fühlens als einen

* Vergleiche Brentano: «Vom Ursprung sittlicher Erkenntnis», Seite 17.

mit der Atmungstätigkeit. Er unterscheidet daher zwischen der reinen Vorstellung der Sinneswahrnehmung und ihrem gefühlsmäßigen Erleben, und zwar am Beispiel des musikalischen Hörens. Um das Gehörte innerlich zu erleben, brauche es Veränderungen des Atmungsrhythmus, die sich bis ins Nervensystem auswirkten. Andreas Neider hat in einem Artikel in der Zeitschrift «Der Merkurstab» bezüglich des Hörerlebnisses differenziert nachgezeichnet, dass der Rhythmus der Atmung auf die Druckverhältnisse des Liquors wirkt und im Gehirn die über die Nerven weitergeleiteten Impulse des Höreindrucks auf die emotional geprägten Atmungsveränderungen treffen und just diese Begegnung dem vollen musikalischen Erleben zugrunde liegt.

Der vielleicht überraschendste Zusammenhang, den Steiner bezüglich der leiblichen Abhängigkeiten des Seelischen aufzeigt, betrifft das Wollen. Denn der Wille hängt, so Steiner, mit den Stoffwechselprozessen zusammen.

Was das Sinnes-Nerven-System betrifft, steht Steiners Ansicht, dass es keine motorischen Nerven gäbe, sondern alle Nerven der Empfindung dienten, klar im Widerspruch zur heutigen Physiologie des Nervensystems. Einen Brückenschlag zwischen diesen beiden Positionen erlauben vielleicht die Ideen von Viktor von Weizsäcker zum sogenannten «Gestaltkreis», der Wahrnehmung und Bewegung als stark ineinander verschränkte Phänomene aufzeigt. Zudem ist aus der Neurologie bekannt, dass eine Therapie von Bewegungsläsionen gerade durch die Schulung der empfindenden Wahrnehmung möglich ist.

In seinen Ausführungen «Die physischen und die geistigen Abhängigkeiten der Menschen-Wesenheit» setzt Steiner Seelentätigkeiten des normalen Bewusstseins zudem mit verschiedenen Graden der Wachheit in Beziehung: das Vorstellen mit dem normalen Wachbewusstsein, das Fühlen mit dem Traumzustand und das Wollen mit dem traumlosen Schlaf. Letztere Beziehung sei auch der Grund, weshalb wir uns im alltäglichen Erleben unseres Wollens am wenigsten bewusst sind und es in verschiedenen Psychologien als ein nicht eigenständiges Seelengeschehen charakterisiert wird. Trotz der verschiedenen Bezüge des Seelischen zu den Leibesfunktionen und -tätigkeiten ist es von wesentlicher Bedeutung, dass die Seelenbereiche immer zusammenwirken und als Ganzes erlebt werden.

Von besonderem Interesse auch für die Psychotherapie ist, was Steiner gegen Ende der im Anschluss wiedergegebenen Ausführungen in «Von Seelenrätseln» formuliert, nämlich die Zusammenhänge der Seelentätigkeiten mit dem Geistigen und den verschiedenen übersinnlichen Erkenntnisstufen. So konstatiert Steiner zunächst, dass das geistig Wesenhafte nur durch «schauendes Erkennen» erlebt werden kann, und zwar «indem sich sein Inhalt als gegliederte Imaginationen dem schauenden Bewusstsein darstellt. Wie nach dem Leibe hin das Vorstellen auf der Nerventätigkeit ruht, so strömt es von der andern Seite her aus einem geistig Wesenhaften, das in Imaginationen sich enthüllt.» Hier findet sich mit einer anderen Begrifflichkeit die von Goethe gewonnene «anschauende Urteilskraft» wieder. Die zweite übersinnliche Bewusstseinsstufe, die Inspiration, wird in Beziehung gesetzt zu dem «fühlenden Menschenwesen», wie es sich «im Leibe durch das rhythmische Geschehen» offenbart. Das Wollen wiederum, «das nach dem Leibe hin auf den Stoffwechselvorgängen beruht, erströmt aus dem Geiste für das schauende Bewusstsein durch dasjenige, was ich in meinen Schriften die wahrhaftigen Intuitionen nenne. Was im Leibe durch die gewissermaßen niederste Betätigung des Stoffwechsels sich offenbart, dem entspricht im Geiste ein Höchstes: dasjenige, was durch Intuitionen sich ausspricht.» – So viel zur Einordnung der für ein erweitertes Verständnis des Seelenlebens so zentralen Überlegungen Steiners in dem «skizzenhaften» Anhang seiner Schrift «Von Seelenrätseln», der im Folgenden wiedergegeben ist.

Skizzenhaft möchte ich nun auch darstellen, was sich mir ergeben hat über die Beziehungen des Seelischen zu dem Physisch-Leiblichen. Ich darf wohl sagen, dass ich damit die Ergebnisse einer dreißig Jahre währenden geisteswissenschaftlichen Forschung verzeichne. Erst in den letzten Jahren ist es mir möglich geworden, das infrage Kommende so in durch Worte ausdrückbare Gedanken zu fassen, dass ich das Erstrebte zu einer Art vorläufigen Abschlusses bringen konnte. Auch davon möchte ich mir gestatten, die *Ergebnisse* hier nur andeutend darzulegen. Ihre Begründung kann durchaus mit den heute vorhandenen wissenschaftlichen Mitteln gegeben werden. Dies würde der Gegenstand eines umfangreichen Buches sein, das in diesem Augenblicke zu schreiben, mir die Verhältnisse nicht gestatten.

Sucht man nach der Beziehung des Seelischen zum Leiblichen, dann kann man nicht die von Brentano gegebene [oben im Text dieser Schrift] gekennzeichnete Gliederung des seelischen Erlebens in Vorstellen, Urteilen und in die Erscheinungen des Liebens und Hassens zugrunde legen. Diese Gliederung führt beim Aufsuchen dieser Beziehungen zu einer solchen Verschiebung aller in Betracht kommenden Verhältnisse, dass man nicht zu sachgemäßen Ergebnissen gelangen kann. Man muss bei einer derartigen Betrachtung von der von

Brentano abgewiesenen Gliederung in Vorstellen, Fühlen und Wollen ausgehen. Fasst man nun zusammen alles dasjenige Seelische, das als Vorstellen erlebt wird, und sucht man nach den leiblichen Vorgängen, mit denen dieses Seelische in Beziehung zu setzen ist, so findet man den entsprechenden Zusammenhang, indem man dabei in weitgehendem Maße den Ergebnissen der gegenwärtigen physiologischen Psychologie sich anschließen kann. Die körperlichen Gegenstücke zum Seelischen des Vorstellens hat man in den Vorgängen des Nervensystems mit ihrem Auslaufen in die Sinnesorgane einerseits und in die leibliche Innenorganisation andrerseits zu sehen. Sosehr man vom anthroposophischen Gesichtspunkte aus manches wird anders zu denken haben, als es die gegenwärtige Wissenschaft tut: eine Grundlage vorzüglicher Art ist in dieser Wissenschaft vorhanden. Nicht so steht es, wenn man die leiblichen Gegenstücke für das Fühlen und Wollen bestimmen will. In Bezug darauf muss man sich innerhalb der Ergebnisse gegenwärtiger Physiologie erst den richtigen Weg bahnen. Ist man auf denselben gelangt, so findet man, dass man wie das Vorstellen zur Nerventätigkeit so das Fühlen in Beziehung bringen muss zu demjenigen Lebensrhythmus, der in der Atmungstätigkeit seine Mitte hat und mit ihr zusammenhängt. Man hat dabei zu berücksichtigen, dass man zu dem angestrebten Ziele den Atmungsrhythmus mit allem, was mit ihm zusammenhängt, bis in die äußersten peripherischen Teile der Organisation verfolgen muss. Um auf diesem Gebiete zu konkreten Ergebnissen zu gelangen, müssen die Erfahrungen der physiologischen Forschung in einer Richtung verfolgt werden, welche heute noch vielfach ungewohnt ist. Erst wenn man dies vollbringt, werden alle Widersprüche verschwinden, die sich zunächst ergeben, wenn Fühlen und Atmungsrhythmus zusammengebracht werden. Was zunächst zum Widerspruch herausfordert, wird bei näherem Eingehen zum Beweise für diese Beziehung. Aus dem weiten Gebiet, das hier verfolgt werden muss, sei nur ein einziges Beispiel herausgehoben. Das Erleben des Musikalischen beruht auf einem Fühlen. Der Inhalt des musikalischen Gebildes aber lebt in dem Vorstellen, das durch die Wahrnehmungen des Gehörs vermittelt wird. Wodurch entsteht das musikalische Gefühls-Erlebnis? Die *Vorstellung* des Tongebildes, die auf Gehörorgan und Nervenvorgang beruht, ist noch nicht dieses musikalische Erlebnis. Das Letztere entsteht, indem im Gehirn der Atmungsrhythmus in seiner Fortsetzung bis in dieses Organ hinein sich begegnet mit dem, was durch Ohr und Nervensystem vollbracht wird. Und die Seele lebt nun nicht in dem bloß Gehörten und Vorgestellten, sondern sie lebt in dem Atmungsrhythmus; sie erlebt dasjenige, was im Atmungsrhythmus ausgelöst wird dadurch, dass gewissermaßen das im Nervensystem Vorgehende heranstößt an dieses rhythmische Leben. Man muss nur die Physiologie des Atmungsrhythmus im rechten Lichte sehen, so wird man umfänglich zur Anerkennung des Satzes kommen: Die Seele erlebt fühlend, indem sie sich dabei ähnlich auf den Atmungsrhythmus stützt wie im Vorstellen auf die Nervenvorgänge. – Und bezüglich des Wollens findet man, dass dieses sich in ähnlicher Art stützt auf Stoffwechselvorgänge. Wieder muss da in Betracht gezogen werden, was alles an Verzweigungen und Ausläufern der Stoffwechselvorgänge im ganzen Organismus in Betracht kommt. Wie dann, wenn etwas «vorgestellt» wird, sich ein Nervenvorgang abspielt, aufgrund dessen die Seele sich ihres Vorgestellten bewusst wird, wie ferner dann, wenn etwas «gefühlt» wird, eine Modifikation des Atmungsrhythmus verläuft, durch die der Seele ein Gefühl auflebt: *so* geht, wenn etwas «gewollt» wird, ein Stoffwechselvorgang vor sich, der die leibliche Grundlage ist für das als Wollen in der Seele Erlebte. – Nun ist in der Seele ein vollbewusstes waches Erleben nur für das vom Nervensystem vermittelte Vorstellen vorhanden. Was durch den Atmungsrhythmus vermittelt wird, das lebt im gewöhnlichen Bewusstsein in jener Stärke, welche die Traumvorstellungen haben. Dazu gehört alles Gefühlsartige, auch alle Affekte, alle Leidenschaften und so weiter. Das Wollen, das auf Stoffwechselvorgänge gestützt ist, wird in keinem höheren Grade bewusst erlebt als in jenem ganz dumpfen, der im Schlafe vorhanden ist. Man wird bei genauer Betrachtung des hier infrage Kommenden bemerken, dass man das Wollen ganz anders erlebt als das Vorstellen. Das Letztere erlebt man, wie man etwa eine von Farbe bestrichene Fläche sieht; das Wollen so wie eine schwarze Fläche innerhalb eines farbigen Feldes. Man «sieht» innerhalb der Fläche, auf der keine Farbe ist, eben deshalb etwas, weil im Gegensatz zu der Umgebung, von der Farbeneindrücke ausgehen, von dieser Fläche keine solchen Eindrücke kommen: man «stellt das Wollen vor», weil innerhalb der Vorstellungs-Erlebnisse der Seele an gewissen Stellen sich ein Nicht-Vorstellen einfügt, das sich in das vollbewusste Erleben hineinstellt ähnlich wie die im Schlafe zugebrachten Unterbrechungen des Bewusstseins in den bewussten Lebenslauf. Aus diesen verschiedenen Arten des bewussten Erlebens ergibt sich die Mannigfaltigkeit des seelischen Erfahrens in Vorstellen, Fühlen und Wollen. – Theodor Ziehen wird in seinem Buche «Leitfaden der physiologischen Psychologie» zu bedeutungsvollen Kennzeichnungen des Gefühls und des Wollens geführt. Dies Buch ist in mancher Beziehung mustergültig für die gegenwärtige naturwissenschaftliche Betrachtungsart des Zusammenhanges von Physischem und Psychischem. Das Vorstellen in seinen verschiedenen Gestaltungen wird zu dem Nervenleben in die Beziehung gesetzt, die man auch vom anthroposophischen Gesichtspunkte anerkennen muss. Doch über das Gefühl sagt Ziehen (vergleiche 9. Vorlesung in seinem genannten Buche): «Die ältere Psychologie betrachtet fast ausnahmslos die Affekte als die Kundgebungen eines besonderen, selbstständigen Seelenvermögens. Kant stellte das Gefühl der Lust und Unlust als besondere Seelenfähigkeit zwischen das Erkenntnisvermögen und das Begehrungsvermögen und betonte ausdrücklich, dass eine weitere Ableitung dieser drei Seelenvermögen aus einem gemeinschaftlichen Grunde nicht möglich sei. Demgegenüber haben unsere bisherigen Erörterungen uns bereits gelehrt, dass die Gefühle der Lust und Unlust in dieser Selbstständigkeit gar nicht existieren, dass sie vielmehr nur als Eigenschaften oder Merkmale von Empfindungen und Vorstellungen als sogenannte Gefühlstöne auftreten.» – Diese Denkungsart gesteht also dem Fühlen keine Selbstständigkeit im Seelenleben zu; sie sieht in ihm nur eine Eigenschaft des Vorstellens. Die Folge davon ist, dass sie nicht nur das Vorstellungsleben, sondern auch das Gefühlsleben von den Nervenvorgängen gestützt sein lässt. Für sie ist das Nervenleben das Leibliche, dem das gesamte Seelische zugeeignet wird. Doch beruht diese Denkungsart im Grunde darauf, dass sie in unbewusster Art schon das vorausdenkt, was sie finden will. Sie lässt als Seelisches nur dasjenige gelten, was zu Nervenvorgängen in Beziehung steht, und muss aus diesem Grunde dasjenige, was nicht dem Nervenleben sich zueignen lässt, das Fühlen, als nicht selbstständig existierend ansehen, als bloßes Merkmal des Vorstellens. Wer sich nicht in dieser Weise mit seinen Begriffen in eine falsche Richtung bringt, dem wird erstens eine *unbefangene* Seelenbeobachtung die Selbstständigkeit des Gefühlslebens in der bestimmtesten Art ergeben, zweitens wird ihm die vorurteilslose Verwertung der physiologischen Erkenntnisse die Einsicht verschaffen, dass das Fühlen in der oben angedeuteten Weise dem Atmungsrhythmus zuzueignen ist. – Dem Wollen spricht die naturwissenschaftliche Denkungsart alles selbstständig Wesenhafte im Seelenleben ab. Dieses gilt ihr nicht einmal wie das Fühlen als Merkmal des Vorstellens. Aber dieses Absprechen beruht auch nur darauf, dass man alles Wesenhaft-Seelische den Nervenvorgängen zueignen will (vergleiche die 15. Vorlesung in Theodor Ziehens «Physiologischer Psychologie»). Nun kann man aber das Wollen in seiner besonderen Eigenart nicht auf eigentliche Nervenvorgänge beziehen. Gerade wenn man dies mit der musterhaften Klarheit herausarbeitet, wie es Theodor Ziehen tut, kann man zu der Ansicht hingedrängt werden, die Analyse der Seelenvorgänge in ihrer Beziehung zum Leibesleben «ergibt keinen Anlass zur Annahme eines besonderen Willensvermögens». Und doch: die unbefangene Seelenbetrachtung erzwingt die Anerkennung des selbstständigen Willenlebens; und die sachgemäße Einsicht in die physiologischen Ergebnisse zeigt, dass das Wollen als solches nicht zu Nervenvorgängen, sondern zu Stoffwechselvorgängen in Beziehung gesetzt werden muss. – Wenn man auf diesem Gebiete klare Begriffe schaffen will, dann muss man die physiologischen und psychologischen Ergebnisse in dem Lichte sehen, das durch die Wirklichkeit gefordert wird; nicht aber so, wie es in der gegenwärtigen Physiologie und Psychologie vielfach geschieht, in einer Beleuchtung, welche aus vorgefassten Meinungen, Definitionen, ja sogar theoretischen Sympathien und Antipathien stammt. Vor allem ist scharf ins Auge zu fassen das Verhältnis von Nerventätigkeit, Atmungsrhythmus und Stoffwechseltätigkeit. Denn diese Tätigkeitsformen liegen nicht neben-, sondern *ineinander,* durchdringen sich, gehen ineinander über. Stoffwechseltätigkeit ist im ganzen Organismus vorhanden; sie durchdringt die Organe des Rhythmus und diejenigen der Nerventätigkeit. Aber im Rhythmus ist sie *nicht* die leibliche Grundlage des Fühlens, in der Nerventätigkeit *nicht* diejenige des Vorstellens; sondern in beiden ist ihr die den Rhythmus und die Nerven durchdringende Willenswirksamkeit zuzueignen. Was im Nerv als Stoffwechseltätigkeit existiert, kann nur ein materialistisches Vorurteil mit dem Vorstellen in eine Beziehung setzen. Die in der Wirklichkeit wurzelnde Betrachtung sagt etwas ganz anderes. Sie muss anerkennen, dass im Nerv Stoffwechsel vorhanden ist, insofern ihn das Wollen durchdringt. Ebenso ist es in dem leiblichen Apparat für den Rhythmus. Was in ihm Stoffwechseltätigkeit ist, hat mit dem in diesem Organ vorhandenen Wollen zu tun. Man muss mit der Stoffwechseltätigkeit das Wollen, mit dem rhythmischen Geschehen das Fühlen in Zusammenhang bringen, gleichgültig, in welchen Organen sich Stoffwechsel oder Rhythmus offenbaren. In den Nerven aber geht noch etwas ganz anderes vor sich als Stoffwechsel und Rhythmus. Die leiblichen Vorgänge im Nervensystem, welche dem Vorstellen die Grundlage geben, sind physiologisch schwer zu fassen. Denn, wo Nerventätigkeit stattfindet, da ist Vorstellen des gewöhnlichen Bewusstseins vorhanden. Der Satz gilt aber auch umgekehrt: Wo nicht vorgestellt wird, da kann nie Nerventätigkeit gefunden werden, sondern nur Stoffwechseltätigkeit im Nerven, und andeutungsweise rhythmisches Geschehen. Die Physiologie wird nie zu Begriffen kommen, die für die Nervenlehre wirklichkeitsgemäß sind, solange sie nicht einsieht, dass die wahrhaftige Nerventätigkeit überhaupt nicht Gegenstand der physiologischen Sinnesbeobachtung sein kann. Anatomie und Physiologie müssen zu der Erkenntnis kommen, dass sie die Nerventätigkeit nur durch eine *Methode der Ausschließung* finden können. Was im Nervenleben *nicht* sinnlich beobachtbar ist, wovon aber das Sinnesgemäße die Notwendigkeit seines Vorhandenseins ergibt und auch die Eigenheit seiner Wirksamkeit, das ist Nerventätigkeit. Zu einer positiven Vorstellung über die Nerventätigkeit kommt man, wenn man in ihr dasjenige materielle Geschehen sieht, durch das im Sinne des ersten Kapitels dieser Schrift die rein geistig-seelische Wesenhaftigkeit des lebendigen Vorstellungsinhaltes zu dem unlebendigen Vorstellen des gewöhnlichen Bewusstseins herabgelähmt wird. Ohne diesen Begriff, den man in die Physiologie einführen muss, wird in dieser keine Möglichkeit bestehen, zu sagen, was Nerventätigkeit ist. Die Physiologie hat Methoden sich ausgebildet, welche gegenwärtig diesen Begriff eher verdecken als ihn offenbaren. Und auch die Psychologie hat sich auf diesem Gebiete den Weg versperrt. Man sehe nur, wie zum Beispiel die Herbart'sche Psychologie in dieser Richtung gewirkt hat. Sie hat den Blick nur auf das Vorstellungsleben geworfen, und sieht in Fühlen und Wollen nur Wirksamkeiten des Vorstellungslebens. Aber diese Wirksamkeiten zerrinnen vor der Erkenntnis, wenn man nicht zu gleicher Zeit den Blick unbefangen auf die Wirklichkeit des Fühlens und Wollens richtet. Man kommt durch solches Zerrinnen zu keiner wirklichkeitsgemäßen Zuordnung des Fühlens und Wollens zu den leiblichen Vorgängen. – *Der Leib als Ganzes*, nicht bloß die in ihm eingeschlossene Nerventätigkeit ist physische Grundlage des Seelenlebens. Und wie das Letztere für das gewöhnliche Bewusstsein sich umschreiben lässt durch Vorstellen, Fühlen und Wollen, so das leibliche Leben durch Nerventätigkeit, rhythmisches Geschehen und Stoffwechselvorgänge. – Sogleich entsteht da die Frage: Wie ordnen sich in den Organismus ein auf der einen Seite die eigentliche Sinneswahrnehmung, in welche die Nerventätigkeit nur ausläuft, und wie die Bewegungsfähigkeit auf der andern Seite, in welche das Wollen mündet? Unbefangene Beobachtung zeigt, dass beides nicht in demselben Sinne zum Organismus gehört wie Nerventätigkeit, rhythmisches Geschehen und Stoffwechselvorgänge. Was im Sinn geschieht, ist etwas, das gar nicht unmittelbar dem Organismus angehört. In die Sinne erstreckt sich die Außenwelt wie in Golfen hinein in das Wesen des Organismus. Indem die Seele das im Sinne vor sich gehende Geschehen umspannt, nimmt sie nicht an einem inneren organischen Geschehen teil, sondern an der Fortsetzung des äußeren Geschehens in den Organismus hinein. (Ich habe diese Verhältnisse erkenntniskritisch in einem Vortrag für den Bologner Philosophen-Kongress des Jahres 1911 erörtert.) – Und in einem Bewegungsvorgang hat man es physisch auch nicht mit etwas zu tun, dessen Wesenhaftes innerhalb des Organismus liegt, sondern mit einer Wirksamkeit des Organismus in den Gleichgewichts- und Kräfteverhältnissen, in die der Organismus gegenüber der Außenwelt hineingestellt ist. Innerhalb des Organismus ist dem Wollen nur ein Stoffwechselvorgang zuzueignen; aber das durch diesen Vorgang ausgelöste Geschehen ist zugleich ein Wesenhaftes innerhalb der Gleichgewichts- und Kräfteverhältnisse der Außenwelt; und die Seele übergreift, indem sie sich wollend betätigt, den Bereich des Organismus und lebt mit ihrem Tun das Geschehen der Außenwelt mit. Eine große Verwirrung hat für die Betrachtung aller dieser Dinge die Gliederung der Nerven in Empfindungs- und motorische Nerven angerichtet. So fest verankert diese Gliederung in den gegenwärtigen physiologischen Vorstellungen erscheint: sie ist nicht in der unbefangenen Beobachtung begründet. Was die Physiologie vorbringt aufgrund der Zerschneidung der Nerven oder der krankhaften Ausschaltung gewisser Nerven beweist *nicht*, was auf Grundlage des Versuches oder der Erfahrung sich ergibt, sondern etwas ganz anderes. Es beweist, dass der Unterschied gar nicht besteht, den man zwischen Empfindungs- und motorischen Nerven annimmt. Beide Nervenarten sind vielmehr *wesensgleich*. Der sogenannte motorische Nerv dient *nicht in dem Sinne* der Bewegung wie die Lehre von dieser Gliederung es annimmt, sondern *als Träger der Nerventätigkeit* dient er der inneren Wahrnehmung desjenigen Stoffwechselvorganges, der dem Wollen zugrunde liegt, geradeso wie der Empfindungsnerv der Wahrnehmung desjenigen dient, was im Sinnesorgan sich abspielt. Bevor nicht die Nervenlehre in dieser Beziehung mit klaren Begriffen arbeitet, wird eine richtige Zuordnung des Seelenlebens zum Leibesleben nicht zustande kommen.

In ähnlicher Art, wie man psycho-physiologisch die Beziehungen des in Vorstellen, Fühlen und Wollen verlaufenden Seelenlebens zum Leibesleben suchen kann, so kann man anthroposophisch nach Erkenntnis der Beziehungen streben, welche das Seelische des gewöhnlichen Bewusstseins zum Geistesleben hat. Und da findet man durch die in diesen und in meinen anderen Schriften geschilderten anthroposophischen Methoden, dass sich für das Vorstellen wie im Leibe die Nerventätigkeit, so im Geistigen eine Grundlage findet. Die Seele steht nach der anderen, vom Leibe abgewandten Seite in Beziehung zu einem geistig Wesenhaften, das die Grundlage ist für das Vorstellen des gewöhnlichen Bewusstseins. Dieses geistig Wesenhafte kann aber nur durch schauendes Erkennen erlebt werden. Und es wird so erlebt, indem sich sein Inhalt als gegliederte Imaginationen dem schauenden Bewusstsein darstellt. Wie nach dem Leibe hin das Vorstellen auf der Nerventätigkeit ruht, so strömt es von der andern Seite her aus einem geistig Wesenhaften, das in Imaginationen sich enthüllt. Dieses geistig Wesenhafte ist, was in meinen Schriften der Äther- oder Lebensleib genannt wird. (Wobei, wenn ich es bespreche, ich immer darauf aufmerksam mache, dass man sich an dem Ausdruck «Leib» ebenso wenig wie an dem andern «Äther» stoßen solle, denn, was ich ausführe, zeigt klar, dass man das Gemeinte nicht im materialistischen Sinne deuten soll.) Und dieser Lebensleib (in dem 4. Buch des 1. Jahrganges der Zeitschrift «Das Reich» habe ich auch den Ausdruck «Bildekräfteleib» gebraucht) ist das Geistige, aus dem das Vorstellungsleben des gewöhnlichen Bewusstseins von der Geburt (beziehungsweise Empfängnis) bis zum Tode erfließt. – Das Fühlen des gewöhnlichen Bewusstseins ruht nach der Leibesseite hin auf dem rhythmischen Geschehen. Von der geistigen Seite her erfließt es aus einem Geistig-Wesenhaften, das innerhalb der anthroposophischen Forschung durch Methoden gefunden wird, welche ich in meinen Schriften als diejenigen der Inspiration kennzeichne. (Wobei man wieder berücksichtigen möge, dass ich innerhalb dieses

Begriffes nur das von mir Umschriebene verstehe, sodass man meine Bezeichnung nicht verwechseln sollte mit dem, was oft vom Laien bei diesem Worte verstanden wird.) Dem schauenden Bewusstsein offenbart sich in dem der Seele zugrunde liegenden, durch Inspirationen zu erfassenden geistig Wesenhaften dasjenige, was dem Menschen als Geistwesen eigen ist über Geburt und Tod hinaus. Auf diesem Gebiete ist es, wo die Anthroposophie ihre geisteswissenschaftlichen Untersuchungen über die Unsterblichkeitsfrage anstellt. *So wie im Leibe durch das rhythmische Geschehen sich der sterbliche Teil des fühlenden Menschenwesens offenbart, so in dem Inspirations-Inhalt des schauenden Bewusstseins der unsterbliche geistige Seelenwesenskern.* – Das Wollen, das nach dem Leibe hin auf den Stoffwechselvorgängen beruht, erströmt aus dem Geiste für das schauende Bewusstsein durch dasjenige, was ich in meinen Schriften die wahrhaftigen Intuitionen nenne. Was im Leibe durch die gewissermaßen niederste Betätigung des Stoffwechsels sich offenbart, dem entspricht im Geiste ein Höchstes: dasjenige, was durch Intuitionen sich ausspricht. Daher kommt das Vorstellen, das auf der Nerventätigkeit beruht, leiblich fast vollkommen zur Darstellung; das Wollen hat in den ihm leiblich zugeordneten Stoffwechselvorgängen nur einen schwachen Abglanz. Das wirkliche Vorstellen ist das *lebendige*; das leiblich bedingte ist das abgelähmte. Der Inhalt ist derselbe. Das wirkliche Wollen, auch das in der physischen Welt sich verwirklichende, verläuft in den Regionen, die nur dem intuitiven Schauen zugänglich sind; sein leibliches Gegenstück hat mit seinem Inhalte fast gar nichts zu tun. In demjenigen geistig Wesenhaften, das der Intuition sich offenbart, ist enthalten, was sich aus vorangegangenen Erdenleben in die folgenden hinübererstreckt. Und auf dem hier in Betracht kommenden Gebiet ist es, wo die Anthroposophie sich den Fragen der wiederholten Erdenleben und der Schicksalsfrage nähert. Wie der Leib in Nerventätigkeit, rhythmischem Geschehen und Stoffwechselvorgängen sich auslebt, so der Geist des Menschen in demjenigen, was in Imaginationen, Inspirationen, Intuitionen sich offenbart. Und wie der Leib in seinem Bereich nach zwei Seiten das Wesen *seiner* Außenwelt miterleben lässt, nämlich in den Sinnes- und den Bewegungsvorgängen, so der Geist nach der einen Seite hin, indem er das vorstellende Seelenleben auch im gewöhnlichen Bewusstsein *imaginativ* erlebt; und nach der anderen Seite hin, indem er im Wollen *intuitive* Impulse ausgestaltet, die sich durch Stoffwechselvorgänge verwirklichen. Sieht man nach dem Leibe hin, so findet man die Nerventätigkeit, die als Vorstellungswesen lebt; sieht man nach dem Geiste hin, so gewahrt man den Geist-Inhalt der Imaginationen, der in eben dieses Vorstellungswesen einfließt. Brentano empfindet zunächst die geistige Seite am vorstellenden Seelenleben; daher charakterisiert er dieses Leben als Bildleben (imaginatives Geschehen). Aber wenn nicht bloß ein eigenes Seelen-Inneres erlebt wird, sondern durch das *Urteil* ein Anzuerkennendes oder zu Verwerfendes, so kommt zum Vorstellen hinzu ein aus dem Geiste fließendes Seelenerlebnis, dessen Inhalt unbewusst bleibt, solange es sich nur um das gewöhnliche Bewusstsein handelt, weil er in den Imaginationen von einer dem physischen Objekte zugrunde liegenden geistigen Wesenhaftigkeit besteht, die zu der Vorstellung nur das hinzufügen, *dass deren Inhalt existiert*. Aus diesem Grunde ist es, dass Brentano das Vorstellungsleben in seiner Klassifikation spaltet, in das *bloße Vorstellen*, das nur innerlich Daseiendes imaginativ erlebt;

und in das *Urteilen*, das von außen Gegebenes imaginativ erlebt, aber das Erlebnis nur als Anerkennung oder Verwerfung sich zum Bewusstsein bringt. Gegenüber dem *Fühlen* blickt Brentano gar nicht nach der Leibesgrundlage, dem rhythmischen Geschehen hin, sondern er versetzt nur dasjenige in den Bereich seiner Aufmerksamkeit, was aus unbewusst bleibenden Inspirationen im Gebiet des gewöhnlichen Bewusstseins als Lieben und Hassen auftritt. Das *Wollen* aber entfällt ganz seiner Aufmerksamkeit, weil dieses sich nur auf Erscheinungen *in der Seele* richten will, in dem Wollen aber etwas liegt, was *nicht* in der Seele beschlossen ist, sondern mit dem die Seele eine Außenwelt miterlebt. Die Brentano'sche Klassifikation der Seelenphänomene beruht also darauf, dass er diese nach Gesichtspunkten gliedert, die ihre wahre Beleuchtung erfahren, wenn man den Blick nach dem Geist-Kerne der Seele lenkt, und dass er doch damit treffen will die Phänomene des gewöhnlichen Bewusstseins.

DIMENSIONEN EINER NEUEN SEELENKUNDE: ZURÜCKSCHAUEN INS SEELISCHE, UNTERTAUCHEN IN DAS GEISTIGE DER WELT

Vortrag «Rechtfertigung der Seelenwissenschaft im Sinne der Anthroposophie», Bern, 9. Dezember 1918

Das zentrale Thema, um das die Textauswahl dieses Bandes kreist, ist der Zusammenhang der Seelentätigkeiten des Denkens, Fühlens und Wollens mit den zeitlichen Dimensionen von Vergangenheit, Gegenwart und Zukunft, die dabei aber auch über Geburt und Tod hinausweisen. Diese Fragen behandelt Rudolf Steiner zwar nicht in seinem schriftlichen Werk, wohl aber in mehreren öffentlichen Vorträgen, die er kurz nach dem Ende des Ersten Weltkriegs gehalten hat. Dies weist schon darauf hin, dass er mit diesem Thema an eine breite, auch wissenschaftlich interessierte Öffentlichkeit herantreten wollte. Erstmals sprach Rudolf Steiner darüber in zwei Vorträgen, die er am 8. und 10. Oktober 1918 in Zürich hielt unter den Titeln «Ist eine übersinnliche Erkenntnisweise wissenschaftlich zu begründen?» und «Der geisteswissenschaftliche Aufbau der Seelenforschung von deren Grundlagen bis zu den lebenswichtigen Grenzfragen des Menschendaseins». Schon aus der Titelwahl geht hervor, dass Steiner eine wissenschaftliche Fundierung seiner Psychologie wichtig war. In den Basler Vorträgen vom 30. und 31. Oktober 1918 hat Rudolf Steiner diesen Impuls noch einmal ausgeführt, diesmal unter dem Titel «Das Wesen der Menschenseele und die Natur des Menschenleibes» und «Rechtfertigung der übersinnlichen Erkenntnis durch die Naturwissenschaft».

Im Berner Vortrag vom 9. Dezember 1918 greift er dann, einen guten Monat später, die meisten Punkte aus den Zürcher und Basler Vorträgen wieder auf und behandelt sie in konzentrierterer Form, weshalb hier dieser Vortrag vollständig wiedergegeben wird. Der Titel des Berner Vortrags «Rechtfertigung der Seelenwissenschaft im Sinne der Anthroposophie» weist auf das Ziel hin, das Steiner mit einer wissenschaftlichen Behandlung der Eigenständigkeit des Seelenwesens verfolgt. Zunächst schildert er, dass die naturwissenschaftliche Denkweise «Einsicht in die äußeren Vorgänge des Weltendaseins» gebe, jedoch allein in Bezug auf «das unmittelbar praktische Leben»; es sei ihr daher unmöglich, «in das eigentlich seelische Gebiet einzudringen». Dabei habe die naturwissenschaftliche Anschauungsweise den modernen Menschen stark geprägt, was auch «in Bezug auf gewisse Vorstellungsarten alles im seelischen Gefüge geändert» habe. Darauf führt Steiner am Beispiel des Philosophen Richard Wahle (1857–1935) an, was für viele Zeitgenossen – wohl auch heute noch – gilt, dass sie nämlich konstatieren müssen, wie wenig Unterstützung für die psychologische Erkenntnis aus der Naturwissenschaft gewonnen werden kann, ganz im Gegensatz zu deren befruchtender Wirkung zum Beispiel auf die Technik. Es gebe daher ein «instinktives Sehnen nach einer neuen Seelenkunde». Für eine solche neue Seelenkunde sei jedoch das Überschreiten der naturwissenschaftlichen Erkenntnisgrenzen notwendig, ohne die es keine Annahme des seelisch-geistigen Lebens geben könne.

Zwei Grenzlinien markieren die Erkenntnisgrenzen des gewöhnlichen Bewusstseins, das der naturwissenschaftlichen Methode der Psychologie zugrunde liegt. Zum einen die atomistische Vorstellungswelt von «Kraft und Stoff», die bei der äußeren Natur- und Menschenbetrachtung angewendet wird, zum anderen die Unmöglichkeit, über die ‹Erinnerungsgrenze› in das Innere des Seelenwesens zu gelangen. Die Erkenntnismethoden der Anthroposophie hingegen ermöglichen, über diese Erkenntnisgrenzen hinauszukommen, was gerade für die Seelenwissenschaft von großer Bedeutung ist. Die wirklichkeitsgemäße Methode zur Überwindung der Erkenntnisgrenzen, die der Mensch gegenüber den anderen Menschen hat, ist die Sympathie, das Mitgefühl. Es ist gerade die Liebefähigkeit, die eine Brücke zwischen Mensch und Mensch zu schlagen erlaubt und die zugleich die Grenzen der Naturwissenschaft aufzeigt.

Was auf der anderen Seite die Erforschung des inneren Seelenwesens und die Erinnerungsgrenze betrifft, so erlaubt, wie Steiner in diesem Vortrag weiter ausführt, das gewöhnliche Bewusstsein bestenfalls eine mystische Versenkung, die zu unbestimmten Reminiszenzen und Erinnerungen aus dem Leben führen kann, aber nicht zu klaren Erkenntnissen über das Wesen der Seele oder des Geistes. Nach den Beschreibungen des Vortrags ist auch die klassische psychoanalytische Methode als ein solches «mystisches Forschen» zu bezeichnen, eine Kritik, die ihre Begründer, vor allem Sigmund Freud selbst, aufs Schärfste bestritten haben. Was solcherart aus der Seele hervorgeholt werde, sei nichts anderes als Kindheits- und Jugend-Reminiszenzen, die in verwandelter Form, zum Beispiel als symbolische Umbildung, wieder ins Bewusstsein gelangten. Es sei, so Steiner, gerade die Erinnerungsfähigkeit, die «Erinnerungskraft», die das Stehenbleiben des gewöhnlichen Bewusstseins an der inneren Wahrnehmungsgrenze erzwinge und tiefere Einblicke in das Seelische verhindere.

Zur Verwandlung der Erinnerungsfähigkeit wird nun der meditative Umgang mit Vorstellungen, die nicht aus der Erinnerung stammen, angeführt, wie dies auch oben als Verstärkung des Denkens beschrieben wurde. Was sich aus dem Meditieren nach langer Übung ergeben könne, sei ein bildhaftes, imaginatives Bewusstsein gegenüber dem Inneren der Seele, aber auch von seelischen und geistigen Wesenheiten.

Eine zweite Umwandlung sei nötig, und zwar gegenüber den Willenskräften, die in Beziehung zu den Liebeskräften stehen. Zwischen dem Wollen und der Liebefähigkeit müsse ein Verhältnis hergestellt werden, indem «inneres Licht in das Wollen hineingebracht» werde, sodass der Mensch «innerlich viel aktiver wird in Bezug auf das Wollen, als er gewöhnlich ist. Dadurch wird er imstande sein, das Wollen in eine ganz andere Sphäre hineinzubringen.» Auch bezüglich der Willensschulung sei auf die methodische Einführung zu Beginn dieser Textsammlung verwiesen. Als Übungsbeispiel erwähnt Steiner im Berner Vortrag ein achtsames Schreiben, ein «Schreiben wie Malen», wie er es unter anderem schon in der Übungsreihe des Vortrags «Nervosität und Ichheit» vom 11. Januar 1912 aufgeführt hat. Mit dieser und auch anderen Übungen aus seinen ‹Erkenntnisbüchern› lasse sich der Weg zum Erleben einer wirklichen seelischen und geistigen Welt finden. Es ist dies das inspirative Erleben: «Jetzt wird man nicht nur den Bildern der geistigen Wesenheiten entgegentreten, jetzt tritt man der geistigen Wirklichkeit selbst entgegen.»

Als ein Erstes, das auftrete, wenn die geistigen Wahrnehmungsmöglichkeiten errungen sind, gibt Steiner im Berner Vortrag das Rückerinnern an ein Erleben in der geistigen Welt an; das Seelische tauche mit diesem Erleben beim Aufwachen in das Leibliche unter. So ergehe es auch dem Vorstellen, das zurückreicht bis vor die Empfängnis, bis in einen leibfreien Zustand des vorgeburtlichen geistigen Lebens. Hier könne ein Erleben des ewigen Wesenskerns der Persönlichkeit stattfinden. Weiterhin zeige das übersinnliche Bewusstsein gegenüber dem Gefühlsleben, dass dieses ein «Zusammenströmen» von allem sei, «was man vorher erlebt hat, und alledem, was man noch erleben wird». Dieses Forschungsergebnis gewinnt Steiner an der Biografie Goethes. Das Vorstellen zeige sich als bis vor die Empfängnis in einen leibfreien Zustand des vorgeburtlichen geistigen Lebens zurückgehend. Hier könne ein Erleben des ewigen Wesenskerns der Persönlichkeit in der geistigen Welt stattfinden. Der Moment des Einschlafens wie auch der des Übergangs in den Tod hänge für das entwickelte Seelenleben mit dem Bewusstsein des «Ich will» zusammen.

Mit den geschulten Kräften des Denkens und des Willens vermag der Mensch in seiner erkrafteten Seele einen Zugang zum vorgeburtlichen und nachtodlichen Zustand zu erhalten, was man auch als Erleben der «Ungeborenheit» und der «Unsterblichkeit» bezeichnen kann. Dies sind gewaltige Dimensionen des Erlebens, die eigentlich in jedem Moment in der Seele vorhanden sind. Dass sie im gewöhnlichen Bewusstsein von den Alltagserlebnissen wie zugedeckt werden, also nicht bewusst sind, bedeutet nicht, dass ihr Erleben wirkungslos sei. So erschließt sich für das sogenannte Unbewusste ein wirklichkeitsgemäßer Inhalt, der aus den Dimensionen des Vorgeburtlichen und Nachtodlichen kommen kann und nicht nur aus der gewöhnlichen Erinnerung, wie dies von der Psychoanalyse angenommen wird. Diese geisteswissenschaftlichen Ergebnisse einzubeziehen macht den Umgang mit dem eigenen Seelenleben und dem des anderen, zum Beispiel in Selbsterfahrung und Therapie, nicht leichter, denn es treten ganz neue Dimensionen hinzu. Aber es mag davor schützen, in kurzschlüssige

Interpretationen und Deutungen zu verfallen. Dabei können die anthroposophischen Seelenerkenntnisse eine Basis für das psychologische und psychotherapeutische Handeln auch für Menschen sein, die selbst noch keine übersinnlichen Wahrnehmungsfähigkeiten entwickelt haben. Denn, so die Überzeugung, die man bei Rudolf Steiner wiederholt findet: «Um das Geistige zu erforschen, ist notwendig das übersinnliche Bewusstsein. Ist es einmal da, ist es erforscht, kann jeder es nachprüfen, wie auch jeder eine andere Wissenschaft nachprüfen kann», und damit auch praktisch anwenden.

Auch deshalb mag – selbst wenn dies in der heutigen wissenschaftlichen Psychologie noch weitgehend missachtet wird – gelten, was Steiner in den letzten Sätzen des Vortrags als Hoffnung ausspricht und worauf der nun vollständig wiedergegebene Vortrag «Rechtfertigung der Seelenwissenschaft im Sinne der Anthroposophie» hinwirken will: dass auf dem geisteswissenschaftlichen Weg eine neue Seelenwissenschaft entwickelt werde.

Wer das Geistesleben in der Gegenwart denkend zu verfolgen in der Lage ist, wird sich nicht verhehlen können, dass ein großer Teil unserer Zeitgenossen in seinem seelischen Suchen etwas außerordentlich Unbestimmtes hat, dass die meisten dieser Zeitgenossen, wenn sie sich Vorstellungen bilden wollen über ihre Stellung zum All, man könnte sagen über ihr Menschsein, es schwierig haben zu finden, woran sie sich halten sollen.

Geht man den Gründen nach durch eine unbefangene Betrachtung desjenigen, was dem Menschen heute im Leben entgegentritt, was sich ihm im Leben bietet, geht man den Gründen nach, die zu einer unklaren, zu

einer unbestimmten Art und Weise des Suchens führen, so wird man wohl finden können, dass gerade durch etwas, was in einer gewissen Beziehung den Vorzug, ja den Triumph unserer Zeit ausmacht, auf der anderen Seite diese Unbestimmtheit, diese Unklarheit bewirkt wird. Dasjenige, was unserer Zeit – und zwar seit mehreren Jahrhunderten schon, aber ganz besonders seit der zweiten Hälfte des 19. Jahrhunderts und dem Beginne des 20. Jahrhunderts – das Gepräge gibt, man möchte sagen, im Besten und, wie die letzten Jahre gezeigt haben, auch im Unangenehmen, das ist der bewunderungswürdige Fortschritt der Menschheit in Bezug auf naturwissenschaftliche Einsicht, auf die Einsicht in die äußeren Vorgänge des Weltendaseins und in Bezug auf die Konsequenzen, die sich daraus ergeben für das unmittelbar praktische Leben.

Leicht kann man sagen, gerade wenn man die besondere Eigentümlichkeit ins Auge fasst, wie diese naturwissenschaftliche Einsicht, diese Gewöhnung, die Welt naturwissenschaftlich aufzufassen, auf den Menschen wirkt, dass mit ihr zusammenhängend ist die Unmöglichkeit, auf diesem Wege in das eigentlich seelische Gebiet einzudringen. Vielleicht wird gerade aus den heutigen Betrachtungen für manchen der verehrten Zuhörer sich ergeben, wie es mit der Größe, mit dem Triumphe naturwissenschaftlichen Erkennens zusammenhängt, dass Naturwissenschaft auf ihre eigene Weise keinen Aufschluss geben kann über das menschliche Seelenleben.

Nun nimmt aber diese naturwissenschaftliche Denkungsweise, berechtigt durch die äußerliche Autorität, die sie besitzt, alle Denkgewohnheiten des modernen Menschen in einer gewissen Weise in Anspruch. Sie hat – das ergibt sich dem Betrachter der Menschheitsentwicklung – in Bezug auf gewisse Vorstellungsarten alles im seelischen Gefüge der Menschen geändert. Sieht man zurück auf die Art und Weise, wie vor dem Aufgang des neuzeitlichen Geisteslebens – man kann den Kopernikanismus als Grenze gegenüber dem alten annehmen – die Welt angeschaut wurde, so stellt sich nämlich heraus, dass der Mensch damals sich Vorstellungen gemacht hat über die Welt, die gigantisch waren, geeignet waren – so wie er es dazumal brauchte, wie es ihm heute nicht mehr genügen würde –, nach der einen Seite hin sich Aufklärung zu verschaffen über die Naturvorgänge, die ihm in der damaligen Zeit entgegentraten, und wie diese Vorstellungen zu gleicher Zeit geeignet waren, aufzuklären über dasjenige, was in seiner Seele als Vorstellungen lebte, als Gefühl, als Wollen pulsierte. Der Mensch hatte gewissermaßen einheitliche Vorstellungen über die Welt, die er auf der einen Seite wenden konnte nach der Natur, auf der anderen Seite nach seinem Inneren.

Man bemerkt heute nicht immer, weil man gar nicht gewohnt ist, die Entwicklung des Seelenlebens der Menschheit richtig zu beobachten, wie sehr sich die heutigen Vorstellungen von den eben gemeinten älteren Vorstellungen unterscheiden.

Nun sind auf der anderen Seite [...] alle Religionsbekenntnisse, die doch mehr oder weniger aus alten Zeiten geblieben sind, Nachklänge aus alten Zeiten sind, genährt von demjenigen, was in solchen alten Vorstellungen lag. In ihnen ist geblieben eine gewisse Art und Weise, über die menschliche Seele und ihre Stellung in der Welt zu denken. Da hinein hat die naturwissenschaftliche Autorität eine ungeheure Erschütterung gebracht. Der Mensch gibt sich heute nicht mehr zufrieden mit dem, was ihm von alten Zeiten überliefert ist, denn er ist daran gewöhnt, die Welt wissenschaftlich zu betrachten, und will von der Wissenschaft Aufschluss haben über die Lage seiner Seele im Weltenall, im Kosmos und seiner Entwicklung.

Aber da gerade muss man gestehen, obwohl sich der Mensch gewöhnt hat, nicht mehr bei den alten Autoritäten Hilfe zu suchen, wenn er sich an etwas halten soll in Bezug auf Aufklärung über sein Menschsein, gerade da muss man gestehen, dass dasjenige, was ihm nun wissenschaftlich geboten wird, ihn recht wenig befriedigen kann. Sieht man dasjenige an, was heute zum Beispiel als philosophische Seelenlehre gerade offiziell geboten wird, so wird der Mensch, der mit seinem gesunden Menschenverstand, mit seiner ehrlichen Seele sucht, an diese Seelenwissenschaft heranzutreten, nichts finden können, woraus er sozusagen etwas machen kann. Es zeigen sich heute eklatante Beispiele, dass das richtig ist, was ich eben gesagt habe.

So gibt es einen merkwürdigen Philosophen – Richard Wahle heißt er –, der, trotzdem er Fachphilosoph ist, also sogar berufen ist, Philosophie als eine Wissenschaft an einer Universität zu vertreten, in einer sonderbaren Weise unzufrieden ist mit seiner Wissenschaft, die ihm vorgibt, Aufschluss geben zu können über das Wesentlichste im Menschen, der er aber durchaus nicht zuschreiben kann, dass sie zu solchem Aufschluss in der Lage ist.

Ich bin durchaus nicht geneigt, etwa den Glauben zu erwecken, dass solche einzelnen Persönlichkeiten mit ihren Anschauungen irgendeinen tieferen Einfluss auf das Denken, auf die Vorstellungen der Zeitgenossen haben. Ich glaube im Gegenteil, das Umgekehrte ist der Fall: In solchen Persönlichkeiten zeigt sich, was in Tausenden und Abertausenden unserer Zeitgenossen pulsiert. Es zeigt sich nur an einem einsamen Philosophen, der unzufrieden mit seiner eigenen Wissenschaft ist, eben in einer eklatanten Weise.

Nun, dieser Philosoph redet sonderbar über seine Philosophie. Er sagt: Die Philosophen der früheren Zeiten – er ist auch mit denen höchst unzufrieden –, die lassen sich vergleichen mit Köchen und Kellnern in einem Restaurant, die den Leuten verdorbene Speisen reichen. Die heutigen Philosophen aber sind zu vergleichen mit Köchen und Kellnern, die im Restaurant unbeschäftigt herumstehen. – Also dieser Philosoph will von seiner Wissenschaft sagen, dass sie in den alten Zeiten nichts getaugt hat, keinen Aufschluss hat geben können über das Wichtigste im Menschen und dass sie heute nicht nur nichts taugt, sondern überhaupt nichts mehr bietet.

So sonderbar es ist, wenn ein Mann, der über seine Wissenschaft so denkt, diese Wissenschaft offiziell vertritt, so ist es doch begründet, dass solche Erscheinungen innerhalb unserer Zeit auftreten. Denn das Eigentümliche besteht, dass eben seit dem Auftauchen des Kopernikanismus, des Galileismus in der Naturwissenschaft Vorstellungen sich gebildet haben, die wesentlich anders sind als die alten Vorstellungen, die auf Natur und Geist nach dem Bedürfnisse der damaligen Zeit gleich gut passten. Die Naturwissenschaft hat Fortschritte gemacht, hat solche Vorstellungen gebildet, die weit verschieden sind von den alten. Seelenwissenschaft ist bis heute nicht zu solcher Umbildung der alten Vorstellungen gekommen. Seelenwissenschaft ist geblieben bei den alten Vorstellungen, mit denen der Mensch eben heute nicht zufrieden sein kann, weil er gelernt hat, naturwissenschaftlich über die Welt zu denken, und weil in ihm die unbewusste Forderung erwacht, nun über die Seele auch so forschen zu können, wie man in der Naturwissenschaft über die äußere Natur forscht. Das gibt, ich möchte sagen, einen inneren Zwiespalt gerade in den Besten unseres Zeitalters. Und dieser innere Zwiespalt zeigt sich darin, dass sie sehen müssen: In der Seelenwissenschaft besteht dasjenige, was geboten wird, zum Teil aus bloßen Worten oder Worthülsen. Man will erklären, was eine Vorstellung ist. Man will erklären, was ein Gefühl ist, was Wollen ist. Man will von dieser Erklärung ausgehen, um zu der Frage nach dem ewigen Sein oder nicht ewigen Sein der Menschenseele zu kommen. Aber derjenige, der mit gesundem Sinn und Denken und Vorstellen an diese Dinge herantritt, der merkt sehr bald, dass er eigentlich nichts Substanzielles, nichts Wirkliches in dem hat, was geredet wird über seelisches Leben, dass die alten Vorstellungen ihre Tragkraft verloren haben gegenüber dem Eindringlichen der naturwissenschaftlichen Vorstellungen und dass neue noch nicht gebildet sind.

So gibt es aus solchen Untergründen heraus heute ein instinktives Sehnen der Menschen nach einer neuen Seelenkunde, nach einem neuen Wissen über die Seele. Aber es herrscht noch im öffentlichen Bewusstsein nicht eine eindringliche Klarheit darüber, auf welchem Wege da gesucht werden soll.

Aus diesen Untergründen heraus, aus durchaus in Notwendigkeiten der Menschheitsentwicklung liegenden Untergründen heraus, ist dasjenige erwachsen, über das ich nun schon öfter hier sprechen durfte, von diesem Orte aus in Bern, und über das ich auch heute mit Bezug auf gewisse Kapitel sprechen möchte, was ich nenne anthroposophisch orientierte Geisteswissenschaft. Man sieht sie heute vielfach als alles Mögliche an, diese Geisteswissenschaft, nur nicht als dasjenige, was sie ist. Als den Ausfluss irgendeiner sektiererischen Strömung in der Gegenwart, als irgendetwas, was eine neue Religion stiften will oder dergleichen wird sie angesehen. Nein, diese anthroposophisch orientierte Geisteswissenschaft will dasjenige sein, was der moderne Mensch am allernotwendigsten braucht. Sie will dasjenige sein, was etwas gibt, an das man sich halten kann, wenn im echt modernen Sinne gesucht werden soll nach dem Rätsel des menschlichen Seelenlebens.

Allerdings sind die Wege, die diese Geisteswissenschaft einschlagen muss, dem heutigen Denken noch so ungewohnt, dass ein großer Teil der Zeitgenossen die Art, wie gesprochen wird über diese Dinge, schwierig findet, ein anderer Teil findet sie paradox oder phantastisch. Allein, dies teilt jede neu aufkommende Geisteserrungenschaft mit dieser anthroposophisch orientierten Anschauung. Und so möchte ich denn heute insbesondere über die wichtigsten Seelenfragen und ihren Zusammenhang mit dem menschlichen Leibesleben vom Standpunkte dieser Wissenschaft aus sprechen, möchte namentlich eingangs darauf aufmerksam machen, wie diese Geisteswissenschaft zumeist alles dasjenige nicht ist, was sich ein großer Teil unserer Zeitgenossen von ihr vorstellt, wie sie vielmehr dasjenige ist, was gerade von dem naturwissenschaftlichen Fortschritt dringend verlangt wird. Dieser naturwissenschaftliche Fortschritt hat gerade eines, ich möchte sagen, mit einer gewissen autoritativen Denkgewöhnung an die Menschen herangebracht. Das ist der Glaube, dass es gewisse Erkenntnisgrenzen gibt, dass man diese Erkenntnisgrenzen nicht überschreiten könne. Man sagt sich: Vielleicht liegt überhaupt nichts jenseits dieser Erkenntnisgrenzen. Diesseits dieser

Erkenntnisgrenzen liegt nur die materielle Welt, die Welt der sinnlichen Anschaulichkeit. – Also entweder muss man überhaupt verzichten, ein seelisch-geistiges Leben anzunehmen, oder aber man muss sich sagen, man könne die Grenzen nicht überschreiten, die uns trennen von diesem seelisch-geistigen Leben, müsse verzichten auf eine Seelenerkenntnis.

Dieser Punkt gerade, dieser so wesentliche Punkt ist es, der denen, die viel nachdenken über solche Sachen, mit großer Klarheit vor die Seele tritt, der aber unbestimmt, unterbewusst und instinktiv alle Menschen heute, die überhaupt denken wollen, beunruhigt. Von diesem Gesichtspunkte aus setzt gerade die hier gemeinte anthroposophisch orientierte Geisteswissenschaft mit ihrem Seelensuchen ein. Denn von zwei inneren Erlebnissen geht diese Seelenwissenschaft aus, von zwei Erlebnissen, die gerade zusammenhängen mit dem Auftauchen der Erkenntnisgrenzen im seelischen Suchen. Nicht dass diese Seelenwissenschaft etwa in leichtfertiger, dilettantischer Weise der Naturwissenschaft widersprechen wollte, wenn die Naturwissenschaft sich an Erkenntnisgrenzen gestellt sieht, nein, diese Seelenwissenschaft, sie sucht gerade in richtiger Weise fertig zu werden mit dem Erlebnis der naturwissenschaftlichen Erkenntnisgrenzen. Nur theoretisiert sie nicht, diese Geisteswissenschaft, sondern sie sucht mithilfe der naturwissenschaftlichen Methoden, mithilfe der naturwissenschaftlichen Vorstellungsart fortzuschreiten auf dem Wege des Erkennens. Sie sucht mit voller innerer Klarheit zu dem Punkte zu kommen, wo man das Gefühl haben kann: Hier stehst du an den naturwissenschaftlichen Erkenntnisgrenzen. – Und sie sucht dann zu erleben, was man erleben kann an diesen Erkenntnisgrenzen.

Und siehe da, diese Seelenwissenschaft muss zunächst diese Erkenntnisgrenzen zugeben. Gerade indem sie nicht in blinder oder dilettantischer Gegnerschaft gegen die Naturwissenschaft vorgeht, sondern sich gründlich bekannt macht mit der Art, wie die Naturwissenschaft forscht, kommt sie zu einem Erlebnis an der Erkenntnisgrenze, das ich nun charakterisieren will.

Sie sagt sich: Man kann mit naturwissenschaftlichem Denken Naturprozesse verfolgen, aber man wird immer an gewisse Eckpfeiler der Erkenntnis kommen, die man nicht durchschreiten kann, denen gegenüber gerade das naturwissenschaftliche Denken erlahmen muss. Ich könnte viele solche Eckpfeiler anführen, möchte nur, weil zu vielem nicht Zeit ist, dasjenige anführen, was man gewöhnlich zusammenfasst mit dem Begriffe «Kraft und Stoff», was man in dieser Art sehr häufig zusammenfasst in der atomistischen Vorstellungswelt. Ich möchte von dem ausgehen. Der Mensch kann sehen, wenn er sich gerade naturwissenschaftlich schult, wie er in der Zergliederung der Naturprozesse fortschreiten kann, wie er aber dann genötigt ist, gewisse Begriffe, gewisse Ideen, eben Kraft und Stoff, einfach hinzunehmen. Und wie er sich dann sagen muss: Gegenüber diesen Begriffen, die ja allerdings in der Sinneswelt Realitäten darstellen, da kommst du nicht weiter, da kannst du gerade mit der Naturwissenschaft nicht hinein, da musst du mit dem Naturerkennen stehen bleiben. Wenn man nun nicht in einseitiger Weise von Kant'schen Anschauungen ausgeht, sondern unbefangen dieses innere Erlebnis an der Erkenntnisgrenze prüft, so fragt man sich: Ja, woran liegt es denn, dass diese naturwissenschaftliche Methode uns an eine solche Grenze stellt, an gewisse Eckpfeiler des Denkens stellt, woran liegt denn das eigentlich? – Die Menschen kommen gewöhnlich nicht darauf, weil sie ihr Denken nicht so ordnen, wie ich es heute Abend nachher charakterisieren will, und dadurch nicht wirklich zur Beobachtung des inneren Lebens kommen. Sie bemerken nicht, dass der Mensch selber, so wie er nun einmal organisiert ist – wenn ich den Ausdruck gebrauchen darf –, schuld daran ist, dass er an solche Eckpfeiler herandringen muss.

Die Menschen können sich nicht fragen: Woran liegt es denn eigentlich, dass mir solche Eckpfeiler begegnen? Sie können nicht von einem solchen Erleben, mit der Naturwissenschaft also, übergehen zu einem anderen naturwissenschaftlichen Erleben, Seelenerleben. Kann man das aber, eignet man sich darinnen eine gewisse Möglichkeit an, so ergibt sich Folgendes: Man hat auf der einen Seite, wenn man sich an der Naturwissenschaft herangeschult hat, das Erleben von den Erkenntnisgrenzen dieser Naturwissenschaft. Man versucht dann auf der anderen Seite, Klarheit zu gewinnen über das innere Erleben, das man einfach hat, wenn man einem anderen Menschen gegenübersteht. Und man wird dann bemerken, wenn man sein inneres Seelenleben geschult hat: Es ist etwas ganz anderes, ob man einem Naturvorgang naturwissenschaftlich zergliedernd gegenübersteht oder ob man einem Menschen gegenübersteht und versucht, sich mit diesem Menschen zu verstehen, diesem Menschen seelisch nahezukommen. Und man merkt, wenn man nun vergleichen gelernt hat auf diesem Gebiete, dass diejenige seelische Kraft, die einen befähigt, dem Menschen verständig entgegenzutreten, dass diese selbe Seelenkraft, die eine Brücke baut zwischen Mensch und Mensch und dadurch das menschliche Leben erst möglich macht, dass diese selbe Seelenkraft, weil sie immer zwischen uns ist, weil sie immer auch da sein muss, weil der Mensch ein Ganzes ist, weil sie nicht ausgeschaltet werden kann, wenn wir naturwissenschaftlich forschen, dass diese Seelenkraft es ist, die uns an die Eckpfeiler der Erkenntnisgrenzen führt.

Wir könnten einfach nicht von Mensch zu Mensch Liebe empfinden, von Mensch zu Mensch Sympathie empfinden, Neigung empfinden, wenn wir nicht diese Seelenkraft hätten, die sich dem naturwissenschaftlichen Erkennen, wenn man so sagen will, hindernd in den Weg stellt. Weil der Mensch ein Ganzes ist, weil er auch die Kraft der Liebefähigkeit haben muss und weil diese Kraft der Liebefähigkeit fortdauernd tätig ist, nicht schweigen kann, wenn man naturwissenschaftlich erkennt, so stellen sich die naturwissenschaftlichen Grenzen heraus. Dieselbe Kraft, die uns liebend zum Menschen hin uns neigen macht, dieselbe Kraft setzt uns naturwissenschaftliche Grenzpfeiler. Das stellt sich für den Geistesforscher heraus: Wäre die Naturwissenschaft nicht an Grenzen gestellt, wäre der Mensch ein zur Liebe unfähiges Wesen!

Sehen Sie, das ist das eine wichtige Erlebnis, welches, ich möchte sagen, die inneren Triebkräfte der Seele in Tätigkeit versetzen muss, damit man zu dem kommt, was ich hier anthroposophisch orientierte Geisteswissenschaft nenne. Man darf nicht Gegner der Naturwissenschaft sein, man muss auf sie eingehen können, man muss in ihr geschult sein, wenn man wissenschaftlich in Geisteserkenntnis tätig sein will. Aber man muss dasjenige, was der Naturforscher gewöhnlich nur als Theorie treibt, zum Erlebnis machen, und aus dem Erlebnis zeigt sich einem dann, dass das so ist, wie ich es eben auseinandergesetzt habe mit dem eigentümlichen Zusammenwirken zwischen dem naturwissenschaftlichen Erkenntnisvermögen und der menschlichen Liebefähigkeit.

Das sehen nun manche Menschen bewusst, manche unbewusst ein. Instinktiv fühlen sie es. Sie wenden sich dann nach einer anderen Richtung hin, um über die Grenzen des naturwissenschaftlichen Erkennens hinaus zu einem Seelenerkennen zu kommen. Da gelangen sie dann, mehr oder weniger klar oder unklar, auf mystische Wege, suchen dasjenige, was ihnen die Naturwissenschaft nicht bieten kann, auf dem Wege sogenannter Eigenerkenntnis mehr oder weniger klarer oder unklarer Mystik.

Sie sehen aus dem, was ich angegeben habe, dass man auf dem Wege der Naturwissenschaft – das lehrt eben gerade das Erlebnis, von dem ich gesprochen habe – zu einer Seelenforschung nicht kommen kann. Aber man tut der hier gemeinten anthroposophisch orientierten Geisteswissenschaft auch unrecht, wenn man sie mit dem verwechselt, was man gewöhnlich heute Mystik nennt. Denn ebenso wie in dem einen Erlebnis sich dem Geistesforscher die Unmöglichkeit naturwissenschaftlichen Erkennens für das seelische Gebiet zeigt, wie er durchgemacht haben muss, der Geistesforscher, dieses Erlebnis, das ihm diese Unmöglichkeit zeigt, so muss er auch durchgemacht haben, damit er den richtigen Ausgangspunkt hat, das andere Erlebnis, das ihm die Unmöglichkeit der gewöhnlichen Mystik zeigt, in das Seelenleben hineinzukommen.

Die hier gemeinte anthroposophisch orientierte Geisteswissenschaft ist weder Nachäffung der Naturwissenschaft, obwohl sie durchaus der Naturwissenschaft gegenüber nicht dilettantisch ist, wie ich gezeigt habe; sie ist aber auch nicht dasjenige, was man irgendwie Mystik oder dergleichen nennt. Aber sie muss durchgemacht haben das mystische Erlebnis, so wie sie durchgemacht haben muss das Erlebnis mit der Naturwissenschaft. Wie sie da gekommen sein muss an die naturwissenschaftliche Erkenntnisgrenze, so muss sie auf der anderen Seite dazu gelangt sein, Einsicht zu gewinnen in die Unmöglichkeit, auf mystischem Pfad in das innere Leben des Menschen einzudringen und dadurch den Kern des menschlichen Seelenlebens zu finden, den Zusammenhang mit dem Unendlichen, dem Ewigen. Auch die mystische Grenze muss der Geistesforscher gut kennen. Es muss sich ihm gezeigt haben, wie er, wenn er auf den Wegen sucht, die man so oft als mystische bezeichnet, in ein Unbestimmtes hineinkommt, das ihm zuletzt doch nichts sagt. Das drückt sich natürlich zuerst nur als eine bloße Empfindung aus. Forscht er weiter nach, dann findet er, dass ebenso eine innere Seelenkraft tätig ist, welche verhindert, auf mystischem Wege zu einer Seelenforschung zu kommen, wie in dem Sinne, wie ich es eben gezeigt habe, die Liebefähigkeit verhindert, auf naturwissenschaftlichem Wege zur Seelenforschung zu kommen.

Da zeigt sich nun das Folgende: Wenn der Mensch sich noch so sehr anstrengt mit dem gewöhnlichen Bewusstsein, das wir im gewöhnlichen Leben anwenden, das wir in der Wissenschaft nur etwas methodisch ausgebildet weiter gebrauchen, wenn der Mensch mit diesem Bewusstsein versucht, in sein Inneres hinunterzusteigen – was man so mystisches Forschen nennt –, so gelangt er doch zu nichts anderem als zu demjenigen, was im Verlaufe des gewöhnlichen Lebens zwischen Geburt und Tod, bis zu dem gegenwärtigen Zeitpunkte, in dem die mystische Forschung angestellt ist, in irgendeiner Weise sich eingeschlichen hat in das Seelenleben. In diesem Punkte sind gerade natürlich nach Mystik neigende Naturwissenschaftler in einer großen Unklarheit befangen. Sie glauben ja oft, durch innere Seelenvertiefung das oder jenes herausholen zu können, was einem Aufschluss geben kann über die Rätsel dieses Seelenlebens. Aber wir sind heute schon so weit im klaren Forschen, auch über die Naturvorgänge des menschlichen Wesens selbst, dass wir nicht mehr irrewerden können, wenn wir nur gründlich vorgehen, über eine solche innere Versenkung. Ich will zum Beleg gewissermaßen ein Beispiel aus der Philosophie anführen, obwohl ich es durch eigene Erfahrung hundertfältig vermehren könnte. Allein, damit es nachgeprüft werden kann, will ich es aus der Literatur anführen. Sie finden es in den Abhandlungen über die Grenzfragen des Nerven- und Sinneslebens, die in Wiesbaden herauskommen. Eine dieser Schriften behandelt «Das unterbewusste Ich, sein Verhältnis zu Gesundheit und Erziehung». Da wird ein interessanter Fall erzählt. Louis Waldstein, der die Abhandlung geschrieben hat, spricht von einer eigenen Erfahrung. Er sagt, er ging einmal auf der Straße, stellte sich vor einen Buchladen hin, weil ihm auffiel ein naturwissenschaftliches Buch über Mollusken. Er wollte sich den Titel merken dieses Buches über Mollusken. Er schaute es mit dem Blick des Naturforschers an. Und siehe da, er musste lächeln. Nun, denken Sie sich, ein Naturforscher steht vor einem Buchladen, sieht ein Buch über Mollusken – und muss lächeln und weiß gar nicht, warum er lächeln muss! Da kommt er darauf: Ich werde einmal die Augen zumachen, vielleicht ergibt sich mir, warum ich lächeln musste. – Er machte die Augen zu, und siehe da: Was er, während er auf alles andere aufmerksam gewesen war, während er noch nicht die Augen zugemacht hatte, nicht bemerkte: ziemlich in der Ferne hörte er die Töne einer Drehorgel.

Es waren dieselben Töne, welche ihn begleitet hatten, als er vor Jahrzehnten Tanzunterricht gehabt hatte. Schon dazumal hatte er diese Töne beachtet, sie waren ihm interessant, wie er die Schritte zu machen hatte, oder vielleicht hat es ihn an seine Partnerin erinnert. Also die Töne, die gerade dieser Melodie entsprachen, die waren es, die sich ihm eingeprägt hatten. Er hatte sie vergessen. Aber jetzt nach Jahrzehnten ergibt sich aus dem Innern seiner Seele heraus, dass er lächeln muss, weil diese Töne wiedererklingen, lächeln muss vor einem Buch über Mollusken. Sie erklingen ihm ganz unbestimmt, unterbewusst. Aber er muss lächeln, währenddem er ein Buch über die Mollusken anschaut.

Sie sehen, wie dieses innere Seelenleben des Menschen eigentlich spielt, wie wenig man geneigt ist, im gewöhnlichen Leben – das können Sie daraus entnehmen – auf dieses innere Seelenleben und sein Gefüge zu achten.

Der Kenner aber dieses inneren Seelenlebens weiß erstens, dass vieles von dem, wobei der Mensch glaubt, dass er irgendetwas ganz gewiss nicht erlebt habe, sondern ursprünglich aus der Seele heraushole, dass dies nichts anderes ist als irgendeine Reminiszenz aus der Kindheit oder Jugendzeit oder dergleichen. Man ist oftmals zum Beispiel als Mystiker geneigt zu glauben, dass man aus der eigenen Seele etwas hervorholen kann, und dabei holt man nur seine Reminiszenzen aus der Jugendzeit oder dergleichen hervor. Aber der Kenner dieses Seelenlebens weiß noch mehr. Er weiß, dass nicht nur diese Eindrücke, die oftmals recht unbestimmt in die Seele hereinkommen, so, wie sie hereingekommen sind, wiederum heraufkommen, sondern dass sie sich verwandeln können im Laufe der Zeit, dass sie zu etwas ganz anderem werden, ja, dass sie sich symbolisch umbilden, gar nicht mehr ähnlich sind in ihrem Verlauf dem Ursprünglichen, wenn sie wieder heraufkommen. Und trotzdem hat man es mit nichts anderem zu tun als mit dem, was man eben heraufgeholt hat. So gibt es manchen Mystiker, der holt sich aus seinem Unterbewussten Wahrnehmungen herauf über das Göttliche, über die Ewigkeit der Seele, große Wahrheiten, wie er meint, und siehe da: Diese großen Wahrheiten sind nichts anderes als – bildlich gesprochen – die umgewandelten Töne einer Drehorgel, die als Reminiszenzen zurückgeblieben sind. Ich will damit nur sagen, wie notwendig es ist, wenn man von Mystik redet, auf diese Dinge hinzuschauen.

Wahrhaftig, die hier gemeinte anthroposophische Geisteswissenschaft ist keine wissenschaftliche Spielerei, ist nicht etwas, was nicht rechnete mit solchen vor sich gehenden Wandlungen, wie ich sie eben jetzt charakterisiert habe. Sie ist voll wissenschaftlich durchbegründet. Und weil sie wissenschaftlich durchbegründet ist, sein will, schaut sie klar hin auf dasjenige, was inneres Seelenleben ist. Und da kommt sie dann zu dem Ergebnis, warum aus den Methoden heraus, aus dem Methodischen heraus, das ich gleich charakterisieren will, es eine innere Seelenkraft gibt, welche uns hindert, überhaupt hinunterzusteigen in dasjenige, was der ewige Seelenkern des Menschen ist. Geradeso, wie uns – was ich vorhin charakterisiert habe – die Liebefähigkeit verhindert, in das Innere der Natur einzudringen, uns Grenzen setzt in Bezug auf die Naturerkenntnis, so gibt es eine Seelenkraft, die einen hindert, in das eigene Innere hinabzusteigen. Und diese innere Seelenkraft ist eine sehr gewöhnliche, ist eine solche, ohne die unser gewöhnliches Leben, unser gewöhnliches Bewusstsein nicht gesund ist. Es ist einfach die Erinnerungsfähigkeit, die uns als Menschen im Bewusstsein zusammenhält zwischen Geburt und Tod. Diese Erinnerungsfähigkeit verhindert, dass wir innerlich in unser Ewiges hinunterschauen, denn wir können mit dem gewöhnlichen Bewusstsein, das wir eben im gewöhnlichen Leben und in der gewöhnlichen Wissenschaft ausbilden, nur bis zu jener Fläche hinschauen, auf der zurückstrahlen die Erlebnisse, die wir aufgenommen haben. Und so setzen sich uns innerlich Grenzen, die der Mystiker erlebt, durch die Erinnerungsfähigkeit.

Das ist das zweite Erlebnis. Das eine ist, dass man in der Naturwissenschaft nicht ins seelische Gebiet kommen kann, das andere, das einen zum Forschen erst entzünden muss, von dem man ausgehen muss, ist, dass man mit Mystik nicht wirklich in das Innere hinunterdringen kann, weil sich die Kraft entgegenstellt, welche die Erinnerungskraft ist.

Indem man anthroposophisch orientierte Geistesforschung wirklich intensiv innerlich erlebt, diese Dinge durch innerliche Erlebnisse, innerliche Erfahrungen durchgemacht hat, gewinnt man gerade, ich möchte sagen, an den Enttäuschungen dieser inneren Erlebnisse, an der inneren Tragik dieser Erlebnisse die Kraft zu Weiterem. Und worin besteht dieses Weitere? Dieses Weitere besteht in dem Entschlusse, auf der einen Seite zu verzichten, mit dem gewöhnlichen Bewusstsein, das man im gewöhnlichen Leben und in der gewöhnlichen Wissenschaft anwendet, in die Rätsel der Dinge eindringen zu wollen; aber auch zugleich in dem anderen Entschlusse, nun ein anderes Bewusstsein zu suchen, eine andere Seelenkraft zu suchen. An dem, was er an den beiden Erlebnissen hat, entzündet sich dem Geistesforscher die Fähigkeit, zu dem gewöhnlichen Bewusstsein ein anderes Bewusstsein hinzufinden.

Das wird dasjenige sein, was die neue Seelenlehre zu der alten, heute nicht mehr tauglichen, hinzuzubringen hat, dass man überhaupt den Aufschluss im Sinne des modernen Bewusstseins und Denkens über das Seelenleben nicht gewinnen kann, weder auf naturwissenschaftlichem noch auf mystischem Wege mit dem gewöhnlichen Bewusstsein, sondern dass dieses selber sich entwickeln muss zu einem anderen, dass aus dem gewöhnlichen, alltäglichen Bewusstsein ein anderes heraussprießen muss. Deshalb bildet die hier gemeinte anthroposophisch orientierte geisteswissenschaftliche Forschung solche Methoden aus, durch welche eine Wissenschaft gesucht wird, die nicht nur mit den Regeln des gewöhnlichen Bewusstseins forscht, sondern die erst zubereitet die menschliche Seele zu einem anderen Bewusstsein, zu einem anderen Bewusstseinszustand, in dem man dann über das seelische Leben forscht. Dadurch gewinnt diese neuere Seelenlehre wiederum die Möglichkeit, nicht bloß von Worten zu sprechen, wie ich vorhin angedeutet habe, wie es die offizielle Seelenlehre heute tut, sondern wiederum an Wirklichkeiten, an seelische Wirklichkeiten heranzudringen.

Ich will nunmehr nur prinzipiell andeuten dasjenige, was Sie deutlich dargestellt finden in meinen Büchern, zum Beispiel in «Wie erlangt man Erkenntnisse der höheren Welten?» oder in meiner «Geheimwissenschaft» über Methoden der Ausbildung eines Bewusstseins, das in die wirklichen Rätsel des Seelenlebens hineinführen kann. Da handelt es sich dabei darum, zunächst dasjenige auszubilden in der Seele, was eine gewisse innere Seelenkraft werden kann, was aber umbildet, möchte ich sagen, verwandelt gerade die Erinnerungskraft. Die Erinnerungskraft ist es ja, die, wie ich ausgeführt habe, uns hindert, in den menschlichen Seelenkern selber einzudringen.

Nun finden Sie unter den inneren Seelenentwicklungsmethoden in den Schriften, die ich angeführt habe, Gesichtspunkte dafür, wie man dazu kommt, solche inneren Seelenverrichtungen zu pflegen, die nicht appellieren an das Erinnerungsvermögen, an das Gedächtnis.

Ich darf vielleicht in diesem Punkte, wahrhaftig nicht aus alberner persönlicher Eitelkeit, sondern weil hier das Subjektive mit dem Objektiven sich innig berührt, anführen, wie ich vor Jahrzehnten hingeführt worden bin zu sehen, welche Nöte vorliegen in der Umgestaltung der inneren Seelenkraft, um zu einem Seelenforschen zu kommen. Es ist selbstverständlich als persönliches ein höchst unbedeutendes Erlebnis, das ich anführen will, aber es war für mich vor Jahrzehnten wirklich ausschlaggebend. Wenn ich eine mathematische Schularbeit zu machen hatte, so wurde es mir immer schwer, mit dieser Schulaufgabe fertig zu werden, obwohl ich eigentlich – ich sage das nicht aus Eitelkeit, sondern nur als eine Tatsache – ein sehr guter Schüler in Mathematik war. Ich hatte kein Interesse dafür, möchte ich sagen, mit mathematischen, algebraischen oder geometrischen Formeln zu rechnen. Nicht wahr, ein anderer hätte es sich nun nach den Formeln ausgerechnet, was auszurechnen war. Ich war innerlich in die Notwendigkeit versetzt, mir erst am Rand die Formel abzuleiten, alles zu tun, wodurch man zur Formel kommt; ich hatte kein Interesse daran, gedächtnismäßig die Formeln zu haben, sondern ich hatte mehr Interesse daran, diejenigen Geistesprozesse zu üben, die sich in unmittelbarer Gegenwart abspielen und die nicht Erinnerungsreste dann sind. Ich wollte diese Dinge in unmittelbarer Gegenwart haben. Ich kam darauf, dass in diesem Nichtreflektieren auf das Gedächtnis wirklich eine innere Seelenanlage liegen kann. Und das war für mich mit der Ausgangspunkt, um dann weiter zu suchen nach denjenigen Methoden, die Sie in den angegebenen Büchern beschrieben finden und die darin bestehen, dass man auf meditativem Wege, wenn wir das so nennen wollen, das Vorstellen so weit bringt, dass dieses Vorstellen im Menschen so lebendig wird, wie sonst nur das innere Seelenleben im Wahrnehmen ist.

Nicht wahr, wenn wir äußerlich wahrnehmen, werden unsere Sinne die Wahrnehmung mit dem Denken begleiten. Es ist eine gewisse Lebendigkeit in unserem Seelenleben, wenn wir sinnlich wahrnehmen und die Wahrnehmungen mit unseren Vorstellungen begleiten. Aber wir begleiten eben nur die äußeren Wahrnehmungen mit unserem Denken. Im Meditieren macht man das anders. Im Meditieren verwendet man Vorstellungen, die man sich selbst gebildet hat, die man genau überschauen kann, bei denen man genau weiß: Es sind nicht Wahrnehmungen, nicht Reminiszenzen, nicht irgendetwas aus den Erinnerungen Entlehntes, aus den Erscheinungen Herausgeholtes, sondern sie sind etwas, was man sich selbst gemacht hat, was man klar überschauen kann.

Solche Vorstellungen versetzt man in das innere Bewusstsein, gibt sich ihnen hin, verstärkt allmählich die innere Kraft, das innere Seelische so – ohne dass man durch die äußeren Wahrnehmungen zu einem Vorstellen kommt –, dass es ebenso lebendig wird wie das seelische Verweilen im sinnlichen Wahrnehmen, begleitet von Vorstellungen. Aber man bemerkt etwas anderes, indem man wirklich durch meditatives Leben – wenn es auch oftmals sehr lange dauert und intensiv betrieben werden muss –, indem man diese Geistesforschung ausbildet. Da zeigt sich das Eigentümliche, dass die Vorstellungen, die man dann fasst, gerade die wesentlichsten und wichtigsten und fundamentalsten, dass die immer neu geschaffen werden müssen, dass sie nicht in die Erinnerung übergehen. Das sind dann Vorstellungen, die in der Seele leben, ohne an das Erinnerungsvermögen zu appellieren.

Was ich Ihnen jetzt sage, ist eben einfach Erfahrung, es ist etwas, was man nur schildern kann; selbstverständlich kann jeder sagen, das müsse erst bewiesen werden. Es wird bewiesen durch innere Erfahrung. Nicht durch spiritistische Veranstaltungen, nicht durch irgendwelche äußere mechanistische Dinge, sondern einzig und allein dadurch, dass man nun dieses ganz andere, nicht an das Gedächtnis appellierende Bewusstsein hervorruft, kommt man auf den Weg, in das wirkliche Geistesleben hineinzuschauen. Denn nur solche Vorstellungen, die nicht an die Erinnerung appellieren, sind geeignet, den Menschen hineinzuführen in das geistige Leben.

Allerdings, sie liefern ihm – das ist wieder eine Erfahrung – zunächst nur Bilder dieses geistigen Lebens. Während der Mensch, wenn er sinnlich wahrnimmt, unmittelbar an der Wahrnehmung das Gefühl hat – mögen die Erkenntnistheoretiker noch so viel dagegen haben, das könnte ich alles begründen –, während er, wenn er sinnlich wahrnimmt, unmittelbar das Gefühl hat, er stehe der Realität gegenüber, weiß der Mensch ebenso, wenn er vorrückt zu einem solchen nicht an die Erinnerungen appellierenden Vorstellen, wie ich es geschildert habe, [dass er] mit diesen Vorstellungen etwas erleben kann, was er sonst auf keine Weise erleben kann, aber nur in Bildern. Er ist sich jetzt klar, durch die Stufe dieses inneren Seelenlebens, die er auf diese

Weise erschritten hat, dass er ebenso, wie der Mensch in seinem Leibe zur sinnlichen Umgebung in Beziehung steht, mit seiner Seele – was er sich nur nicht vorstellt, durch das gewöhnliche Bewusstsein nicht wissen kann – in Beziehung steht zu einer geistigen Welt, die ihm zunächst allerdings nur in Bildern auftaucht. Das ist die große Erfahrung, ohne die eine Seelenwissenschaft der Gegenwart und der Zukunft nicht möglich ist, denn die alte ist nicht mehr brauchbar, gerade durch das naturwissenschaftliche Vorstellen nicht brauchbar.

Das ist das Bedeutsame, dass wirklich aus dem gewöhnlichen Bewusstsein ein anderes heraussprießen kann und dass dieses andere erst Klarheit darüber gibt: Der Mensch ist nicht nur umgeben von einer Sinneswelt, sondern er ist umgeben von einer geistigen Welt. Und so wahr jeder Mensch mit seinem Leibe in der Sinneswelt ist, ebenso ist er mit seiner Seele in einer geistigen Welt drinnen, in einer Welt geistig-makrokosmischer Wesenheiten. Der Mensch hört auf, wenn er die Erfahrung hat, von der ich eben gesprochen habe, in unklarem Pantheismus zu sprechen davon: Es gibt Geist und Geist und Geist ... [Lücke in der Nachschrift]. Der Pantheismus ist nichts als eine unklare, illusionäre, verschwommene Anschauung der Welt. Dasjenige, was sich ergibt, allerdings zunächst nur im Bilde, das ist konkrete geistige Welt, die ebenso in Einzelheiten, in geistigen Wesenheiten vor die Seele tritt, wie die Sinneswelt in konkreten Einzelheiten vor die Seele tritt. Aber es sind Bilder.

Nur deshalb nenne ich in meinen Schriften die Stufe des Bewusstseins, zu der der Mensch auf solche meditative Weise emporschreitet, das imaginative Bewusstsein, das imaginative Bilderbewusstsein zunächst. Die geistige Welt tritt an den Menschen heran, wie, wenn er sich seiner Augen bedient, die sinnliche Welt in Farben, in Licht und Dunkel ihm entgegentritt. Aber er hat auch, wenn er nur sein Vorstellungsleben entwickelt, das Bewusstsein, er habe es mit Bildern zu tun. Sehen Sie, es ist eine Entwicklung des Vorstellungslebens, welches den Menschen dazu führt, so in die geistige Welt hineinschauen zu können. Will der Mensch nicht nur zu Bildern, sondern im Sinne der hier gemeinten Geisteswissenschaft über die Bilder hinaus zu geistigen Wirklichkeiten, zu der Wirklichkeit der geistigen Wesenheiten kommen, so muss er nicht nur das Vorstellungsleben in einer solchen Art entwickeln, sondern auch das Willensleben. Geradeso, wie wir im gewöhnlichen Bewusstsein eigentlich nur, ich möchte sagen, nebenbei vorstellen – wir nehmen wahr, und an dem Wahrnehmen entwickeln wir das Vorstellen, machen uns Gedanken über die äußere Welt, aber das ist im gewöhnlichen Bewusstsein eigentlich mehr oder weniger eine Begleiterscheinung –, so ist für das gewöhnliche Bewusstsein eine Begleiterscheinung dasjenige, was im Wollen lebt, was im Willen lebt.

Wir können den Willen ja in der Regel nur so beobachten, dass wir unser Tun auf die Außenwelt richten. Aber dadurch lernen wir den Willen nicht wirklich kennen. Ich könnte hier vieles gerade aus der neueren naturwissenschaftlich denkenden Psychologie anführen. Sie brauchen nur ein solches Buch wie Ziehens «Physiologische Psychologie» nachzulesen, so werden Sie bestätigt finden: Wenn wir über den Willen nachdenken, kommen wir nicht zurande. In dieses Gebiet sieht man gewöhnlich nicht hinein. Man sieht mit dem gewöhnlichen Bewusstsein nur, dass der Mensch übergeht aus seinem inneren Leben in ein äußeres Leben, in äußere Beziehungen zur Welt, indem er sein Wollen allmählich übergehen lässt in die Handlung, indem sein äußeres Leben eben ein Abdruck wird der Impulse seines Wollens. Durch die Beobachtung dieses Wollens mit dem gewöhnlichen Bewusstsein kann man nun aber nicht weiterkommen, kann man nicht in das Wesen dieses Wollens eindringen.

Und hier handelt es sich darum: Wie das Vorstellen in der eben erwähnten Weise entwickelt worden ist zur imaginativen Erkenntnis dadurch, dass man ein gewisses Verhältnis zum Gedächtnisse, zur Erinnerungsfähigkeit hergestellt hat, so muss ein gewisses Verhältnis des menschlichen Wollens zu der Liebefähigkeit in eigentümlicher Art hergestellt werden. Es wird dieses Verhältnis dadurch hergestellt, dass gewissermaßen inneres Licht in das Wollen hineingebracht wird, dass der Mensch innerlich viel aktiver wird in Bezug auf das Wollen, als er gewöhnlich ist. Dadurch wird er imstande sein, das Wollen in eine ganz andere Sphäre hineinzubringen.

Ich möchte mich wiederum durch eine sehr einfache Sache klarmachen. Viele Menschen bemerken solche Dinge des Lebens nicht; aber sie sind doch da. Die Menschen können unter anderem auch schreiben; jeder Mensch hat seine Schrift. Aber es gibt zweierlei Arten des Schreibenkönnens. Verschiedene Arten des Schreibenkönnens gibt es! Die eine besteht darin, dass man eine bestimmte Schrift hat, die wie durch die Leibesorganisation aus einem hervorgeht. Man hat so seine Handschrift. Man kann auch gar nicht anders, als, ich möchte sagen, die Handbewegung in einer gewissen Weise richten, und die Handschrift wird in einer gewissen Weise selbstverständlich, wie man in einer gewissen Weise den Löffel hält, wenn man isst, oder sonst etwas so gewohnheitsmäßig tut, eigentlich aus der Leibesorganisation hervorgehend, schreibt man.

Aber es gibt eine andere Art, schreiben zu können, die bei einer Anzahl von Menschen auftritt, die man gewöhnlich nicht beachtet. Das ist die, wo man eigentlich das Geschriebene wie hinzeichnet, wie hinmalt, wo man mit seiner Anschauung dabei ist, wo man wie ein Zeichner oder Maler den Buchstaben aufmalt. Solch eine Schrift haben sehr häufig diejenigen Menschen, die in ihrer Jugend sehr geliebt haben irgendeinen Lehrer oder irgendeine andere Autorität, der sie ihre Schrift nachgeahmt haben.

Dieses soll nur darauf hinleiten, dass beim gewöhnlichen Schreiben der Mensch gewohnheitsmäßig mit seiner Organisation beteiligt ist. Er kann aber auch in das Schreiben dasjenige einfließen lassen, was sonst nur in der Intellektualität oder in der Erkenntnis wirkt, er kann einfließen lassen in das Schreiben die Beobachtung, das Vorstellen. Das hängt aber zusammen innerlich. Geradeso, wie es zusammenhängt mit der Liebe, wenn ein Mensch sein ganzes Leben so die Buchstaben nachahmt, wie wenn er ein Maler oder Zeichner wäre, so drängt auch die Liebe merkwürdigerweise objektiv immer in das Wollen ein, wenn sich die Beobachtung dem Wollen, wenn sich die Fähigkeit, das Wollen beobachtend zu begleiten, dem Wollen beigesellt. Wie kann man das nun erreichen? Nun, man kann es erreichen durch strenge Selbstzucht, und zwar in der folgenden Art.

Im Leben – das weiß jeder Mensch –, da entwickelt man sich. Wer nur ein wenig zurückschauen kann auf seinen Lebenslauf, der weiß, dass er vor zehn Jahren eine ganz andere innere Seelenverfassung gehabt hat als heute. Nicht nur, dass wir uns ändern mit Bezug darauf, dass wir neue Erfahrungen gewonnen haben, sondern wahrhaft auch darinnen, dass unsere Denkgewohnheiten andere werden, wenn auch weniger stark als die Summe der inneren Erfahrungen und dergleichen. Aber wir tun das zum größten Teil unbewusst. Das Leben, die Erziehung, die Verhältnisse, die bringen uns so vorwärts.

Derjenige, der zur Geistesforschung kommen will, der muss dahin gelangen, diese innere Entwicklung bewusst zu verfolgen. Er muss, mit anderen Worten, dahin kommen, die Macht in sich zu entwickeln, dass er wirklich etwas anderes wird durch sein bloßes Vorstellen, durch seine bloßen Ideen. Das gehört einfach zur Methode für die Geistesforschung, zur Vorbereitung für die Geistesforschung. Man kann nicht in das Innere des geistigen Lebens eindringen, wenn man nicht das einmal durchgemacht hat, dass man fähig geworden ist, sich selber Entwicklungsimpulse einzuverleiben durch das Vorstellen.

Man denke nur nach darüber, wie das gewöhnliche Leben in dieser Beziehung wirkt. Die Menschen haben es oftmals wirklich mit den allerbesten Absichten zu tun, wenn sie sich vornehmen, diese oder jene Eigenschaft abzulegen oder diese oder jene Eigenschaft sich anzueignen. Sie eignen sich ja auch andere Eigenschaften an, aber durch die Erziehung, durch die Verhältnisse eben, durch das äußere Leben. Aber eben das innere Seelenleben, im bloßen Vorstellen, ist nicht stark genug, in den Willen einzugreifen.

Das wiederum machen die Methoden, die in den genannten Büchern geschildert werden, dass wirklich das Innerste des Menschen fähig wird, in den Willen sich einzuleben. Dann findet eine besondere Ausbildung der Liebefähigkeit statt. Während auf der einen Seite eine Fähigkeit zur Geistesforschung entwickelt werden muss, die nicht appelliert an das Erinnern, muss gerade auf der anderen Seite eine Fähigkeit entwickelt werden, die die Liebefähigkeit unendlich vertieft, sie objektiv macht. Denn, was ist es denn, was dagegen spricht, dass unsere innersten Vorstellungen uns ändern? Nichts anderes ist es als die Selbstliebe. Und die Möglichkeit, durch bloße innere Vorstellung sich zu verändern, beruht darauf, dass man ja Selbstliebe in objektive Liebe verwandeln kann.

Damit aber, dass man auf diesem Wege fortschreitet, gelangt man dazu, wiederum aus dem Bewusstseinszustand, den man im gewöhnlichen Leben hat, einen anderen herauszuholen. Und dieser andere befähigt einen jetzt, sich zu sagen: Du hast Bilder durch das, was früher geschildert worden ist; du wusstest, es gibt eine geistige Welt um dich, in der deine Seele lebt, wie dein Leib in der Sinneswelt lebt. Aber jetzt weißt du: Diese Bilder, die entsprechen einer Wirklichkeit, an die du stößest dadurch, dass du in dir einen Impuls entwickelt hast, der im Verfolg der eigenen Selbstentwicklung in systematischen Anstrengungen herangebildet wird. – Jetzt wird man nicht nur den Bildern der geistigen Wesenheiten entgegentreten, jetzt tritt man der geistigen Wirklichkeit selbst entgegen.

Nun ist man bis zu dieser Stufe gekommen. Man hat aus dem gewöhnlichen Bewusstsein ein anderes herausgeholt. Jetzt wird man wirklich fähig, das menschliche Seelenleben mit diesen Ihnen eben geschilderten Fähigkeiten zu durchschauen. Vor allen Dingen tritt eines auf: Nicht wahr, der Geistesforscher kann nur schildern, wie er zu diesen Dingen kommt. Man kann dann, ich wiederhole es, leicht sagen: Wo sind deine Beweise? – Die Beweise liegen eben darinnen, dass er schildert, wie er zu diesen Dingen gekommen ist, dass diese Dinge nachgeprüft werden können mit dem gesunden Menschenverstand und dass jeder Mensch dazu kommen kann, wenn er die Dinge nachprüft.

Dasjenige, was zum Beispiel als eine erste Möglichkeit auftreten kann, wenn man die Fähigkeiten dieses erhöhten Bewusstseins, dieses übersinnlichen Bewusstseins sich angeeignet hat, ist, dass man nun wirklich sich Aufschluss geben kann, was man vorher nicht kann, wegen der erwähnten beiderseitigen Schwellen, der mystischen und der naturwissenschaftlichen, dass man nun wirklich Aufschluss sich geben kann über den Wechselzustand, über den rhythmischen Wechsel im menschlichen Leben zwischen Wachen und Schlafen. Denn man wacht anders auf, wenn man dieses Bewusstsein entwickelt hat. Man wacht so auf, dass man nun deutlich weiß im Aufwachen: Vom Einschlafen bis zum Aufwachen hast du ein inneres Seelenleben gehabt, keinen Augenblick warst du in irgendeinem Nichts, du hast ein inneres Seelenleben gehabt, das nur ein ganz anderes ist als dasjenige, das du im Leib verbringst. Jetzt merkt man, wie neben dem Leibesprozesse die Seelenprozesse einhergehen, wie diese Seelenprozesse nur vom Aufwachen bis zum Einschlafen übertönt werden von dem, was der Mensch im Leibe erlebt; wie der Mensch aber in Wirklichkeit vom Einschlafen bis zum Aufwachen in der geistigen Welt außerhalb seines Leibes ist und wie in dem Augenblicke, wo er dann aufwachen will und in seinen Leib eintritt, gerade dadurch, dass er darauf angewiesen ist, durch seine Werkzeuge die Erkenntnis, die Wahrnehmung sich zu vermitteln, ausgelöscht wird dasjenige, was erlebt ist vom Einschlafen bis zum Aufwachen. Der Nachklang ist ja da für den Menschen; aber deutlich kommt man erst zum Bewusstsein, wie man im Geistigen gelebt hat vom Einschlafen bis zum Aufwachen, wenn man gelernt hat, zu leben in solchen Vorstellungen, die nicht an die Erinnerungsfähigkeit appellieren. Denn das ist gerade das Eigentümliche: Wir führen ein Seelenleben vom Einschlafen bis zum Aufwachen, vergessen es aber, weil wir darauf trainiert sind, im gewöhnlichen Bewusstsein nur dasjenige zu wissen, was wir auch heute behalten können für das gewöhnliche Bewusstsein. Damit das gesunde Seelenleben sein könne, können wir im gewöhnlichen Bewusstsein die Schlafesvorstellungen nicht auffassen, die eben nicht darauf angelegt sind, im gewöhnlichen Sinne Erinnerungen zu werden, sondern darauf, vergessen zu werden. Wir können sie nur auffassen, wenn wir ein Seelenleben haben, das nicht veranlagt ist auf das Vergessen, sondern auf das Erinnern.

Wir können also sagen: So, wie man, wenn man im Raume vorwärtsschreitet, auf den Raum zurückschaut, den man durchgemacht hat – das ist etwas anderes als Erinnerung –, so kann man, wenn man aufgewacht ist, wenn man an einem gewissen Zeitpunkt angelangt ist, zurückschauen auf dasjenige, was man durchlebt hat. Das Erinnern, das ein Heraufholen aus dem Seelenleben ist, das verwandelt sich in ein inneres Schauen, in ein Zurückschauen. Dadurch, dass man in solche Fähigkeiten hineinkommt, ist aber zu gleicher Zeit dies gegeben, dass sich diese Fähigkeiten eines übersinnlichen Bewusstseins immer mehr steigern, dass man immer mehr und mehr dazu gelangt, nun wirklich das Seelenleben studieren zu können.

Ein Erstes, das man studieren kann, ist zum Beispiel das Gefühlsleben. Und es ist gut, wenn man gerade vom Gefühlsleben ausgeht und sich orientiert an dem Erlebnis des Aufwachens und des Einschlafens mit den entwickelten Fähigkeiten des übersinnlichen Bewusstseins. Man kann nun wirklich hintreten an die Realität des seelischen Gefühlslebens. Und da zeigt sich ein Eigentümliches, etwas, was unmittelbar der Anschauung sich ergibt, wenn man das übersinnliche Bewusstsein entwickelt hat, das aber nachgeprüft werden kann und interessant nachgeprüft werden kann im Leben. Untersucht man nämlich mit dem Bewusstsein, von dem ich eben gesprochen habe, dasjenige, was Fühlen im Menschen in irgendeinem Zeitpunkte seines Lebens ist – man kann es erst untersuchen, wenn man die Seelenkräfte entwickelt hat, die im übersinnlichen Bewusstsein liegen; dann kann es nachgeprüft werden, wie ich gleich nachher erwähnen werde –, untersucht man den Gefühlsmoment, das Gefühlsleben, das, was im Fühlen in einem Augenblick ist, so stellt sich das Merkwürdige heraus, dass dieses Gefühlsleben in einem Augenblicke ein Zusammenströmen ist von alledem, was man vorher erlebt hat, und alledem, was man noch erleben wird.

Ich habe mir Mühe gegeben, nachdem ich diese Sache geisteswissenschaftlich erkundet hatte, sie nachzuweisen, sie nachzuprüfen an Beispielen, an denen man das nachprüfen kann. Man nehme das Goethe'sche Geistesleben, die inneren Gefühlsverläufe Goethes, sagen wir im Jahre 1790. Bei Goethe können wir den Dingen ja wirklich genau nachgehen. Nun kann man studieren, was Goethe durchgemacht hat irgendwie bis 1790, was sich auf seiner Seele abgeladen hat, was fruchtbar in dieser Seele ersprossen ist, und auch dasjenige bei Goethe, was dann von ihm nach 1790, bis 1832, erlebt worden ist, was er gedacht, gesonnen hat. Und es ist wirklich so, Sie können es nachprüfen: Wenn Sie den Grundcharakter der Erlebnisse nach 1790 nehmen als wirksam und ebenso die Erlebnisse von vor 1790, so finden Sie die Gefühlsverfassung Goethes in dem Zeitpunkt von 1790. Der Mensch erlebt gefühlsmäßig in irgendeinem Zeitpunkt den Zusammenfluss dessen, was seine unmittelbare Vergangenheit seit seiner Geburt ist, und dessen, was nachkommen wird bis zu seinem Tode.

Man wird, wenn man die neuere Seelenlehre einmal ausbilden wird, interessante Ergebnisse haben, zum Beispiel auf folgende Weise: Man wird das Seelenleben von Menschen in irgendeinem Zeitpunkte suchen, auf den bald der Tod folgt. Wer nur einen unbefangenen Blick hat, der wird überall sehen: Ein baldiges Sterben, das drückt sich aus gerade im Gefühlsleben; denn das Gefühlsleben ist der Zusammenfluss von demjenigen, was vorher da war, und dem, was nachher erst kommen wird, was aber schon da ist wie das Wetterleuchten der Zukunft, was sich noch nicht in Erlebnissen ausdrückt, was aber sich in der Gefühlsfärbung ausdrückt.

So lernt man das Innere des Lebenslaufes, der ja vorzugsweise ein Verfließen der Gefühle ist, kennen. Und nun kann man aufsteigen, nachdem man das Gefühl geprüft hat auf diese Weise, zu der Prüfung des Vorstellungslebens. Aber man kann das Vorstellungsleben nicht mehr auf dem Wege heute erklären, wie es irgendeine der landläufigen Psychologien tut – es würden nur Worthülsen, wenn man es so erklären wollte –, sondern man muss sich fähig gemacht haben durch die Entwicklung des übersinnlichen Bewusstseins, zum Beispiel den Moment des Aufwachens wirklich anzuschauen, zu schauen, wie das Aufwachen darinnen besteht, dass das Erlebnis seinen Eindruck macht in das Leibliche. Man weiß das, weil man weiß, dass das Seelische in einer geistigen Umgebung gelebt hat vom Einschlafen bis zum Aufwachen, die eine ganz andere ist, die nur da sein kann dadurch, dass die Seele außerhalb des Leibes ist. Man weiß also, dass das Aufwachen ein Untertauchen in den Leib ist.

Man erkennt auf diese Weise die Selbstständigkeit des Seelischen. Und man lernt nunmehr erkennen, dass dieses Aufwachen des Seelischen gewissermaßen in kurzen, aufeinanderfolgenden Rhythmen sich wiederholt im gewöhnlichen menschlichen Denken, im gewöhnlichen menschlichen Vorstellen. Diese Rhythmen spielen sich ab im fortlaufenden gewöhnlichen Bewusstsein, was Sie ja kaum bemerken, was aber in der neueren Psychologie sehr interessant von einzelnen Forschern bemerkt worden ist, John Ruskin sehr ausführlich schon beschreibt. So ist der reale Vorgang, der dabei geschieht, immer der, dass nur ein Miniaturbild da ist, eine kleine Abschattung des Aufwachens. Sie haben fortwährend Aufwachen, indem Sie vom Nichtvorstellen ins Vorstellen übergehen. Das ist außerordentlich bemerkenswert, das ist außerordentlich wichtig.

Lernt man auf diese Weise die Natur des Vorstellens kennen, kann man die Brücke bauen zwischen Vorstellen und Aufwachen, weiß man, dass das Vorstellen nur ein kleines Aufwachen ist, so weiß man auch, wie das Hinüber- und Herüberschwingen des selbstständigen Seelischen in das Leibliche geschieht. Und indem man auf der einen Seite die Brücke baut zum Aufwachen, vom Vorstellen zum Aufwachen, kann man auf der anderen Seite sich die Fähigkeit aneignen, nun auch die Brücke zu bauen vom Aufwachen zum Geborenwerden oder Empfangenwerden, zu jenem Untertauchen des Seelischen in das Leibliche, das dann geschieht, wenn die Seele aus einer Anwesenheit in der geistigen Welt, bevor sie geboren oder empfangen ist, in den Leib untertaucht.

Die geisteswissenschaftliche Seelenkunde kann heute auf diesen kontinuierlichen Weg hinweisen. Lernt man das Vorstellen in seiner Realität kennen, so führt von dem Vorstellen die gerade Brücke zum Aufwachen, das heißt zur Beobachtung des Überganges des selbstständigen Seelenlebens in das Leibesleben, aber von da aus die weitere Brücke zu dem Anschauen des leiblosen geistigen Lebens vor der Geburt oder, sagen wir, vor der Empfängnis. Und wer hineintragen kann dasjenige, was er im übersinnlichen Bewusstsein entwickelt hat, in das gewöhnliche Vorstellen, der weiß, dass er jetzt nicht nur zurückschaut auf das frühere geistige Leben, sondern er weiß, dass dieses frühere geistige Leben in das gegenwärtige Vorstellungsleben auch hereinwirkt.

Hier ist der Punkt, wo man meinetwillen heute noch lachen kann oder höhnen kann, wenn Geisteswissenschaft, anthroposophisch orientiert, wie sie hier gemeint ist, hinweist auf ein vorgeburtliches, geistiges Leben der Seele, hinweist auch auf frühere Erdenleben, die man ebenso wirklich aus der Anschauung kennenlernt. Man kann lachen; aber der Weg kann aufgezeigt werden, auf dem das wissenschaftlich untersucht wird, nachdem man erst die Möglichkeit dieser wissenschaftlichen Untersuchung herbeigeführt hat.

Hier ist der Punkt, wo aufmerksam darauf gemacht werden kann, wie man ebenso streng und undilettantisch verfährt wie heute die neuere Wissenschaft, aber durch Heranbilden, durch systematisches Heranbilden eines höheren Bewusstseins, und wie man eine Geisteswissenschaft begründet, die uns zum ewigen Wesenskern des Menschen führt, dahin führt, wirklich zu wissen, dass der Mensch mit seiner Seele einer geistigen Welt angehört, so wie er mit seinem Leibe einer sinnlichen Welt angehört, und dass in dieser geistigen Welt sein ewiger Wesenskern ist, dass er aus ihr herauskommt, wie er schon im Aufwachen da herauskommt, wie er geboren und empfangen wird und untertaucht in sein Leibesleben, untertaucht in das Vorstellungs- und Gefühlsleben.

Auf der anderen Seite kann man das Willensleben untersuchen mit dem übersinnlichen Bewusstsein. Da zeigt sich wieder eine Eigentümlichkeit.

Hat man den Willen sich durch Denken, durch Selbstzucht, wie ich es geschildert habe, heranerzogen, dann merkt man, dass das Wollen, der Übergang aus dem gewöhnlichen Bewusstsein zum Willensimpuls, eine große Ähnlichkeit hat, eigentlich gleichartig ist, jetzt nicht mit dem Aufwachen, sondern mit dem Einschlafen.

Lernt man im übersinnlichen Bewusstsein wirklich den Vorgang des Einschlafens kennen, dann kann man ihn vergleichen mit dem: «Ich will». Dann lernt man erkennen, dass das Untertauchen in den Willen jedes Mal ein abgeschattetes Miniaturbild ist des Einschlafens. Und man kann die Brücke bauen zwischen dem Willensvorgang und dem Einschlafen. Naturforscher werden vielleicht leugnen gerade naturwissenschaftliche Ergebnisse, die bestätigend für das wirken könnten, was ich eben gesagt habe. Man kann die Brücke bauen, sagte ich, von den Willensvorgängen zum Einschlafen, dann aber auch von dem Willensvorgang zum Tod, das heißt zum Herausgehen der Seele aus dem physischen Leib und zum Eintreten durch die Pforte des Todes in die geistige Welt.

Wer den Willen in seiner Wirklichkeit kennt, der kann von diesem Ausgangspunkte aus die wahre Einsicht, die wissenschaftliche Einsicht in die wahre Unsterblichkeitsfrage sich erwerben. Denn es führt von einer wirklichen, nicht von einer solchen Erkenntnis, wie sie die heutige Psychologie liefert in Worthülsen, sondern von einer wirklichen Einsicht, die aber auf keine andere Weise erworben werden kann als durch die genannte Vergleichung des Willens mit dem Einschlafen, es führt von da aus der Weg zum Tode. Und so, wie wenn durch Vorstellungen wir hereinwirkend haben die Vorgeburtszeit oder die Zeit vor der Empfängnis, die wir im geistigen Leben zubringen, wie das Vorstellen ein Nachwirken ist, ein bildhaftes Nachwirken ist unseres Lebens vor der Geburt oder vor der Empfängnis, so ist das Willensleben ein embryonales Leben, das wir dann, aus dem Embryonalen herausgeholt, in Vollendung umsetzen nach dem Tode und in das folgende Erdenleben führen.

Die innere Verwandtschaft des Willens, des Wollens mit dem Sterben, die muss sich ergeben für das höhere Bewusstsein, für das übersinnliche Bewusstsein. Sodass wir, wenn wir uns denken würden, das, was als der Willensvorgang noch embryonal ist – dadurch gerade ist er bei uns Willensvorgang –, wenn wir uns ihn intensiv gesteigert denken würden, wenn wir das, was in uns vorgeht beim Wollen, intensiv gesteigert denken würden: Was würde herauskommen? Der Tod, jedes Mal der Tod, weil das Wollen ein embryonales Sterben ist. Daher lässt sich auch dasjenige gerade studieren beim Wollen, was beim Sterben geschieht. Beim Sterben geschieht dasselbe, was beim Einschlafen geschieht: das Übergehen der Seele aus dem Leibesleben in das Übersinnliche, in das Geistesleben.

Es handelt sich nicht darum, dass irgendwelche phantastische Hypothesen ausgedacht werden in der hier von mir gemeinten anthroposophisch orientierten

Geisteswissenschaft, sondern darum handelt es sich, dass gewissenhaft und mit echter wissenschaftlicher Schulung nur eben so vorgegangen wird, dass man von denjenigen Erlebnissen, die ich geschildert habe, ausgeht und aus diesen Erlebnissen heraus die Kraft entzündet, aus dem gewöhnlichen Bewusstsein ein anderes herauszuentwickeln. Mit diesem anderen Bewusstsein erst ist es möglich, das seelische Leben zu erforschen. Was dann erforscht wird – ich habe es in meinen Büchern dargestellt –, ist so, dass der gesunde Menschenverstand es nachprüfen kann.

Um es zu erforschen, ist notwendig das übersinnliche Bewusstsein. Ist es einmal da, ist es erforscht, kann jeder es nachprüfen, wie auch jeder eine andere Wissenschaft nachprüfen kann. Denn es ist eine allgemeine Menscheneigenschaft, es ist nicht eine besondere, göttliche Begnadigung und so weiter. Die Frage kann nun auftauchen: Hängt die Tatsache, dass diese Anthroposophie, wie sie hier gemeint ist, gerade in der Gegenwart auftritt, hängt sie irgendwie zusammen mit den eigenartigen Impulsen der Gegenwart?

Nun, bei unserem Ausgangspunkt der heutigen Abendbetrachtung habe ich ja gesagt, dass gerade die Naturwissenschaft selbst es ist in ihren Grenzen, welche diese Geisteswissenschaft herausfordert. Auf der anderen Seite treten aber, wie ich nun übermorgen Gelegenheit haben werde auseinanderzusetzen, in unserem sozialen, sittlichen, religiösen Leben heute Forderungen auf, die die Menschenseelen stellen und die aus den alten Traditionen nicht befriedigt werden können.

So wie ich heute zeigen konnte, wie diese Geisteswissenschaft entsteht, wie sie, wirklich gewissenhaft in der Forschung, sucht nach dem Unsterblichen in der Menschenseele und zu der Gewissheit der Unsterblichkeit der Menschenseele durch die unmittelbare Anschauung kommt, so ist auch nur diese Geisteswissenschaft geeignet, dasjenige zu leisten, das übermorgen eben von mir vorgebracht werden soll, was viele Menschen heute glauben, mit ganz anderen Mitteln leisten zu können. Das Seelenleben erforschen kann man nicht, wenn man nicht in das übersinnliche Bewusstsein eindringt. So kann man auch nicht die Grundlage der sozialen Struktur der menschlichen Gesellschaft erforschen, wenn man nicht mit den Mitteln des höheren Bewusstseins in die Grundlage des sittlichen, des religiösen, sozialpolitischen Lebens im heutigen Sinne eindringt. Es wird auch geschichtlich notwendig, dass der Mensch, damit er die großen Forderungen, die aus den Notwendigkeiten des Weltenwerdens ihm entgegentreten, lösen könne, eindringt mit diesem übersinnlichen Bewusstsein in dasjenige, was die Menschen denken, tun und wollen.

Das soll dann übermorgen gezeigt werden. Heute aber wollte ich nur, ich möchte sagen, zu diesem mehr zeitgemäßen Vortrage die Vorbereitung liefern, nämlich die Rechtfertigung der Seelenwissenschaft im Sinne der Anthroposophie. Und wenn ich auch nur skizzenhaft darstellen konnte dasjenige, was dabei in Betracht kommt, so glaube ich doch, dass derjenige, der vielleicht weniger auf meine Worte als auf dasjenige, was in diesen Worten sich aussprechen wollte, hinsieht und auf seine Konsequenzen, dass der sich sagen kann: Durch diese Seelenwissenschaft wird die heute suchende Menschheit das finden können, wovon ich anfangs der heutigen Betrachtung sagte, dass sie es eben nicht hat, woran sie sich im Seelensuchen und dann auch im äußeren Suchen halten kann.

Es wird Klarheit kommen über etwas, wonach ein

großer Teil unserer Zeitgenossen sucht, und die anderen, die noch nicht suchen, suchen sollten. Es wird sich ihnen zeigen, dass immer unbrauchbarer werden wird für das moderne menschliche Bewusstsein dasjenige, was an alten Seelenvorstellungen traditionell heraufgekommen ist, dass die Menschen unsicher werden gerade über die wesentlichsten, ihrem Seelenleben notwendigen Rätselfragen, wenn sie nur bei den alten Vorstellungen bleiben, dass neue Vorstellungen nötig werden.

Das ist es, was ich zeigen wollte: Man wird entweder auf diesen neuen Wegen, die ich angedeutet habe, nach einer neuen Seelenwissenschaft zur Befriedigung der höchsten inneren Bedürfnisse des Menschen suchen müssen, oder man würde – was unermesslich zu beklagen wäre – überhaupt keine Seelenwissenschaft haben. Entweder wird man auf anthroposophisch orientierten Geisteswegen eine neue Seelenwissenschaft suchen oder auf eine Seelenwissenschaft verzichten. Das Letztere aber wird die Menschheit nimmermehr tun.

Daher hat derjenige, der den Geistesweg, der hier gemeint ist, kennt, das Bewusstsein und die Hoffnung, dass dieser Geistesweg nicht einer bloßen imaginären, subjektiven Willkür entspringt, sondern dass er entspringt aus dem sozialen Fortschritt des menschlichen Geschlechtes in unserer heutigen Zeit und dass er deshalb gegangen werden wird.

SCHULUNG DES WILLENS UND DES VORSTELLUNGSVERMÖGENS DURCH MEDITATION UND KONZENTRATION

Auszug aus dem Vortrag «Anthroposophische Geisteswissenschaft, ihre Ergebnisse und ihre wissenschaftliche Begründung», Basel, 2. Dezember 1920

Die im Berner Vortrag angesprochenen Themen griff Rudolf Steiner zwei Jahre später in einem öffentlichen Vortrag auf, den er im neuen Konzertsaal des Stadtcasinos Basel hielt. Hier vertiefte er besonders den Aspekt der Meditation als einem «intimen Seelenweg» und behandelte Übungen zur Konzentration, wie Steiner die Willensschulung auch nennt. In der Vortragspassage, die im Folgenden wiedergegeben ist, geht es zunächst noch einmal um die Grenzen des gewöhnlichen Bewusstseins, wie sie die Naturwissenschaft voraussetzt. Bezüglich der Erinnerungsfähigkeit weist Steiner speziell darauf hin, dass es für das gesunde Seelenleben nicht zu einer Unterbrechung des «Erinnerungsfadens» kommen darf, da sonst «das ganze menschliche Innere zerrissen» werde. Genau dies aber geschieht bei dem, was nach heutiger Anschauung als Traumatisierung bezeichnet wird: ein seelisches Erlebnis, das zu erinnern derart belastend wäre, dass die Erinnerungen vermieden werden. Die Folge sind krankhafte Dissoziationen, wie sie im Vortrag beschrieben werden und auch in der heutigen Psychopathologie gut bekannt sind.

Als Wirkung der Meditation schildert Steiner hier erstmals die Zusammenschau in einem Lebenstableau, das neben der gewöhnlichen Erinnerung auftreten kann. Dieses bildhafte Sich-selbst-Begegnen sei von einem neuen Charakter der «Geschlossenheit» geprägt, wie sie der Mensch bisher nicht erlebt habe. Das Lebenstableau beschreibt Steiner später wiederholt in öffentlichen Vorträgen und Vortragszyklen.

Wie bei der Gedanken- und Bildmeditation Sympathie und Antipathie ausgeschlossen werden müssen, bedarf die Willensschulung, um die Aufmerksamkeit zu erhöhen und die Eigenliebe zu überwinden, einer Verstärkung der Liebefähigkeit. Als Ergebnis dieser Schulung können die Momente des Aufwachens und Einschlafens bewusster erlebt werden, sodass zu erkennen ist, wie sich Seele und Geist mit dem Leib verbinden und wieder von ihm lösen. Im Weiteren werden damit auch die Vorgänge bei Geburt und Tod durchschaubar und das eigenständige ewige Wesen des Menschen zwischen seinen Erdenleben. So führt nach Steiner der geisteswissenschaftliche Weg zur Erkenntnis des Zusammenwirkens von Leib, Seele und Geist durch die Bewusstseinszustände von Schlafen und Wachen wie auch zur Erkenntnis der «begierdenhaften» Menschwerdung in der Verbindung der Wesensglieder bei der Empfängnis und ihres Loslösens beim Tod.

Geisteswissenschaft steht nun in Bezug darauf auf dem folgenden Boden: Gerade weil sie in echtestem Sinne sich zu dem naturwissenschaftlichen Geiste der neueren Zeit bekennt, hält sie innerhalb des naturwissenschaftlichen Forschens die Grenzbestimmungen für richtig. Sie sagt: Mit den gewöhnlichen Fähigkeiten des Menschen, wie sie nun einmal in Gemäßheit der heutigen Menschheitsentwicklung ausgebildet werden, kann man nicht anders, als vor diesen Grenzen haltmachen. Aber diese Grenzen sind keine unbesieglichen Grenzen. Der Mensch ist fähig, über diese Grenzen des Erkennens hinaus sich zu entwickeln. Zunächst soll auf zwei Seelenfähigkeiten hingewiesen werden, welche zu einer höheren Entwicklung nach einer ganz besonderen, übersinnlichen Erkenntnisart fähig sind.

Zunächst soll hingewiesen werden auf dasjenige, was wir gewissermaßen wie eine Fundamentalkraft für unser gesundes Leben zwischen Geburt und Tod haben müssen: Es ist das menschliche Gedächtnis, es ist die menschliche Erinnerungsfähigkeit. Von anderen Gesichtspunkten aus habe ich in den geisteswissenschaftlichen Vorträgen auch hier schon auf die besondere Entwicklung dieser Erinnerungsfähigkeit durch geisteswissenschaftliche Methode hingedeutet. Wenn nur irgendetwas in dieser Erinnerungsfähigkeit nicht intakt ist, so ist eigentlich das ganze menschliche Innere zerrissen. Wenn wir das, was wir erlebt haben seit dem Zeitpunkte der Kindheit, bis zu dem wir uns zurückerinnern können, unterbrochen fühlen, so ist unser Ich gewissermaßen nicht gesund. Wir fühlen uns in uns selbst desorientiert; wir finden uns in uns nicht zurecht. Wir wissen innerlich seelisch nichts Rechtes mit uns anzufangen. Diese Erinnerungsfähigkeit, sie bewahrt für die Zeit unseres Lebens zwischen Geburt und Tod dasjenige auf, was wir in diesem Dasein erleben. Das, was wir im Augenblicke erleben – es gewinnt Dauer durch die Erinnerungsfähigkeit. Hier setzt eine der methodischen Bestrebungen der Geisteswissenschaft ein, indem sie gewissermaßen diejenige Kraft der Seele aufgreift, welche zur Erinnerung führt, aber diese Kraft der Seele nun anders ausbildet, als sie sich gleichsam von selbst ausbildet, wenn die Seele sich selbst überlassen ist. Das, was Geistesforschung da anwendet, das ist von mir in meinen Schriften genannt die Meditation – ein intimer Vorgang der menschlichen Seele.

Aber man muss sich durchaus damit bekannt machen, dass die Wege in die übersinnlichen Welten hinein intime Seelenwege sind. Derjenige, der etwa in Schrenck-Notzing'scher Weise glaubt, dass man durch Nachahmung der äußerlichen Experimentiermethode das Übersinnliche schauen könne, der da glaubt, dass man das Übersinnliche im Sinnlichen als Sinnliches schauen kann, der kann selbstverständlich an der hier gemeinten Geisteswissenschaft keinen Geschmack finden, denn diese Geisteswissenschaft muss von vornherein davon ausgehen, dass es ein Unding ist, das Übersinnliche in das Sinnliche hereinbekommen zu wollen, dass es ein Unding ist, das Übersinnliche sinnlich machen zu wollen. Es kann sich nicht darum handeln, die gewöhnliche naturwissenschaftliche Experimentiermethode anzuwenden, um gewissermaßen so, wie man im Laboratorium mit Stoffen und Kräften experimentiert, auch mit Geistern zu experimentieren, sondern es kann sich nur darum handeln, in intimen Seelenwegen zum Übersinnlichen hin sich zu bewegen.

Meditation ist ein solcher intimer Seelenweg. Wenn ich sie schildern soll, so kann ich das kurz in Folgendem tun; ausführlich finden Sie sie in meinen Büchern, insbesondere in meiner «Geheimwissenschaft» und in meinem Buche «Wie erlangt man Erkenntnisse der höheren Welten?» geschildert. Kurz möchte ich diese Meditation in der folgenden Weise charakterisieren: Sie besteht darin, dass man nicht bloß seine Gedanken so fasst, wie sie folgen aus den äußeren Beobachtungen oder dem gewöhnlichen Leben, sondern dass man durch Willensentschlüsse in seine Seele hereinnimmt

Bilder, Gedankenzusammenhänge, die man sich entweder von einem kundigen Geistesforscher raten lässt oder die man in irgendeiner anderen Weise an sich heranbringt. Während man sonst einen Gedanken nur denkt, solange die eigene Wahrnehmung dauert oder solange er durch unsere innere Organisation in der Erinnerung heraufgehoben wird in das gegenwärtige Seelenleben, während man also gewissermaßen im gewöhnlichen Gedankenverlaufe dem Unwillkürlichen sich hingibt, wird in der Meditation durch Willkür, durch eine wirkliche Entfaltung des Willens Gedankliches in die Seele hereingestellt, und man verweilt dann auf diesem Gedanklichen. Man hält dieses Gedankliche in der Seele fest. Dasjenige, was ich hier meine, lässt sich nicht etwa schnell erleben; es erfordert jahrelanges Üben in solchem Festhalten des Gedanklichen, wenn man zu etwas kommen will. Betont aber muss werden, dass diejenigen Methoden, die einzig und allein empfohlen werden von der Anthroposophie in dieser Richtung, die seelischen Verläufe durchaus in einer gewissen Sphäre halten. Und zu dieser Sphäre muss man eigentlich gut vorbereitet sein, bevor man irgendwie Brauchbares an geisteswissenschaftlichen Methoden ausbilden kann, und das, worin man gut vorbereitet sein muss, das ist gerade zu erlangen durch gewissenhafte Schulung innerhalb der modernen naturwissenschaftlichen Forschung. Da lernt man erstens, sich zu halten an das Objektive, nicht einzumischen beliebige Sympathien und Antipathien in das Objektive. Da lernt man aber auch, sich zu halten an den reinen gedanklichen Zusammenhang, an eine gewisse logische Folge der Gedanken, indem diese Gedanken zugleich den äußeren Beobachtungen folgen. Das, was man da gewinnen kann aus dieser Fähigkeit, logisch einem Gedanken zu folgen, das muss Vorbereitung sein, denn es darf nichts heraufgeholt werden aus dem Unterbewussten oder Unbewussten, sondern der ganze Vorgang muss so bewusst und willkürlich verlaufen, wie nur irgendetwas willkürlich verläuft, das man etwa im Laboratorium durch Experimentieren vollbringt.

Wenn man in dieser Weise sich durchgerungen hat zu einem logischen Denken, einem Denken, das dem strengsten Mathematiker, um diesen Goethe'schen Ausdruck zu gebrauchen, Rechenschaft ablegen könnte, wenn man sich zu einem solchen Denken durchgerungen hat, wenn man also rein im Elemente des Denkens verweilen kann, dann kann man solche Gedanken vor sich hinstellen, um jetzt – ohne Zuhilfenahme der Erinnerungsfähigkeit, ohne Zuhilfenahme der äußeren Beobachtung, ohne irgendein Unwillkürliches – durch innere Willkür dieses Gedankliche festzuhalten. Was tut man dann, wenn man solche Übungen immer weiter und weiter fortsetzt? Dann setzt man innerhalb des Seelisch-Geistigen denjenigen Prozess fort, den man unwillkürlich in sich hat verlaufen lassen, indem man die Erinnerungsfähigkeit ausgebildet hat. Das Kind, es wächst heran, und indem es körperlich heranwächst, bildet es zu gleicher Zeit die Erinnerungsfähigkeit aus. Der Geistesforscher, er bildet gewissermaßen ab dieses Dauerhaftmachen des Vorstellens im reinen Seelischen, indem er sich solche Gedankenelemente vorhält. Dadurch setzt er diesen Prozess in Wirklichkeit fort, diesen Prozess, der sich gewissermaßen heraufgebildet hat bis zur Erinnerungsfähigkeit. Und indem dieser Prozess immer mehr und mehr fortgesetzt wird, gelangt man dazu, innerlich zu fühlen, wie sich etwas regt, was vorher nicht da war. So wie sich bei dem fünfzehnjährigen Kinde innerliche Kräfte regen, die beim zehnjährigen

Kinde noch nicht da waren, so regen sich durch solche Übungen innerliche Kräfte, die vorher nicht da waren. Man wusste vorher nur mithilfe seines Leibes in der Erinnerung zu leben. Jetzt weiß man durch eine errungene neue Erfahrung im rein Geistig-Seelischen zu leben. Man erfasst innerlich, in innerlicher Tätigkeit das Geistig-Seelische, und die Folge ist, dass die gewöhnliche Erinnerungsfähigkeit sich weiterentwickelt zu einer besonderen Kraft, deren Entstehung ich nunmehr schildern will.

Es tritt ein Zeitpunkt für den Geistesforscher ein, wo zu der gewöhnlichen Erinnerung durch solche Übungen etwas ganz anderes hinzutritt, etwas hinzutritt, was dann keiner Erinnerung mehr bedarf, in Bezug auf welches eine Erinnerung im Grunde auch nicht mehr möglich ist. Indem man so innerlich sich erfasst, tritt dasjenige hinzu, dass man von einem bestimmten Zeitpunkte seines Lebens an das bisherige Leben seit der Geburt oder wenigstens seit dem Zeitpunkte, bis zu dem man sich sonst zurückerinnert, wie ein Ganzes in Bildern verlaufend vor sich hat. Wie wenn die Zeitenströmung gewissermaßen gleichzeitig verlaufend wäre, so steht das Lebenstableau vor dem Geistesforscher.

Damit ist aber etwas Besonderes erreicht, meine sehr verehrten Anwesenden. Dadurch, dass der Geistesforscher dann das sieht, was sonst nur in einzelnen Erinnerungsvorstellungen aus seinem Inneren heraufquillt, dadurch steht er ja einer Wesenheit gegenüber – allerdings jetzt seiner eigenen Wesenheit, wie sie sich entwickelt hat seit seiner Geburt –, der er in dieser inneren Geschlossenheit vorher nicht gegenübergestanden hat. Dasjenige, woraus die Erinnerungsvorstellungen aufgetaucht sind wie, ich möchte sagen, einzelne Wellen aus einer Meeresfläche, das steht wie eine geschlossene Strömung da. Dadurch ist man aber mit seinem Ich außerhalb dieser Wesenheit, die man sonst selbst ist. Bedenken Sie, was da Bedeutsames eigentlich in der Menschenseele geschieht. Die Menschenseele ist ja sonst dieses Wesen, aus dem heraus die Erinnerungen auftauchen. Jetzt bleibt das Bewusstsein völlig intakt, aber die eigene Wesenheit erscheint objektiv, erscheint abgesondert von einem. Man überblickt zunächst dasjenige, was als fortdauernde Wesenheit uns durchzieht von der Geburt bis zum Tode. Aber derjenige, der nun wirklich geistiger Forschung sich völlig hingeben will, der muss auf dieser Bahn, die ich nun hier als Meditation bezeichnete, weiterschreiten.

Er muss vor allen Dingen nunmehr noch eine andere Fähigkeit ausbilden, die aber auch schon in der Seele veranlagt ist, er muss ausbilden, um weiterzukommen, die Fähigkeit des Liebens, des Liebens der Welt und der Weltwesenheiten – was geradezu wieder ärgerlich ist für viele unserer wissenschaftlichen Zeitgenossen, wenn man auf diesen besonderen Punkt hinweisen muss. Fassen wir einmal die Liebe ins Auge, wie sie sich im gewöhnlichen Leben äußert. Sie ist die Hingabe der Seele an eine andere Wesenheit, an einen Vorgang oder dergleichen. Was ist die Liebe, wenn sie im Leben auftritt? Wir dürfen sagen: Sie ist gesteigerte Aufmerksamkeitsentfaltung. Der Anfang der Liebe, worin liegt er? Er liegt darin, dass ich, indem die Welt an mir vorüberzieht, einem Gegenstand meine besondere Aufmerksamkeit zuwende. Ich sondere einen Gegenstand aus; ich konzentriere mich auf diesen einen Gegenstand. Indem ich mich gewissermaßen auf einen Gegenstand konzentriere, lasse ich in Steigerung die Seele hinüberfließen in das Wesen dieses Gegenstandes, sodass die Selbstsucht zurücktritt. Indem man aufgeht in der anderen Wesenheit, folgt aus der Aufmerksamkeit dann die Liebe. Diese Liebe, sie muss aus einer Eigenschaft des gewöhnlichen Alltagslebens heraufgesteigert werden zu einer wirklichen Erkenntniseigenschaft. Das kann dadurch geschehen, dass man die Konzentrationsfähigkeit noch besonders erhöht, dass man jetzt sich des Willens immer mehr und mehr bewusst wird, geradeso wie man vorher Dauer in das Vorstellungsleben hineingebracht hat. Vorher hat man den Willen angewendet in der Meditation, jetzt sieht man nicht bloß darauf, dass man willkürlich meditiert, sondern jetzt sieht man sich selber zu, wie man diesen Willen entfaltet. Man sieht auf den Willen besonders hin. Man sieht, wie dieser Wille sich konzentriert auf dieses oder jenes, was man in das Bewusstsein hereingebracht hat. Und indem man diese innere Seelentätigkeit – es ist wiederum eine intime, innere Seelentätigkeit –, indem man diese steigert, gelangt man nunmehr dazu, ein neues inneres Erlebnis zu haben. Man gelangt dazu, indem man das zum Bewusstsein bringt, was sonst in die Dämmerung des Unbewussten oder Unterbewussten getaucht ist, nämlich das Wechselverhältnis von Wachen und Schlafen.

Der Mensch geht durch die Welt. Vom Aufwachen bis zum Einschlafen entfaltet er sein Bewusstsein, das ihm die äußeren Gegenstände repräsentiert, die er dann innerlich durch seine Gedanken verarbeitet. Er unterbricht dieses Bewusstsein durch die Bewusstlosigkeit des Schlafes, aus dem höchstens die Bilder des Traumes herauftauchen. Dadurch, dass man in dieser Weise gerade auf den Willen und seine Entfaltung hin sich konzentriert hat, dadurch, dass man hingegeben hat, in Liebe hingegeben hat seine Konzentrationskraft an irgendetwas, das in das Bewusstsein versetzt ist, dadurch hat sich dieses innere Seelenleben nach und nach so erkraftet, dass jetzt der Mensch, indem er in einen bestimmten Zustand sich versetzt, weiß, er kann denselben Vorgang bewusst wiederholen, den er sonst wiederholt, wenn er einschläft. Und der Mensch weiß jetzt, durch unmittelbare Anschauung weiß er: Wenn ich einschlafe, gehe ich mit meinem Geistig-Seelischen aus dem physischen Leibe heraus. Ich bin vom Einschlafen bis zum Aufwachen ein geistig-seelisches Wesen außerhalb meines Leibes. – Aber bevor der Mensch solche Übungen, wie ich sie geschildert habe, durchgemacht hat, bleibt ihm der Zustand vom Einschlafen bis zum Aufwachen unbewusst: Dieses undifferenzierte, zunächst noch ganz unorganisierte Geistig-Seelische – das im gewöhnlichen Leben nur dadurch organisiert ist, dass es im Leibe sich befindet, vom Leibe die Formen, die innerlichen Kräfte bekommt –, dieses Geistig-Seelische wird durch jene Erkraftung, die ich geschildert habe, durch diese eigene menschliche Tätigkeit, durch Meditation und Konzentration, innerlich so organisiert, wie sonst nur der Leib organisiert ist. So wie der Leib mit seinen Sinnen innerhalb der sinnlichen Welt sehen kann, in der er ist, so wird das Geistig-Seelische, wenn es sich durch innere Kraft dazu organisiert hat, dazu kommen, dass es bewusst aus dem Leibe so herauskann, wie es sonst unbewusst beim Einschlafen herausgeht; es wird dazu kommen, dass es wiederum sich bewusst in den Leib zurückversetzen kann, wie es sich sonst nur beim Aufwachen zurückversetzt. Und man bekommt jetzt eine Anschauung davon, wo man eigentlich sonst ist zwischen dem Einschlafen und Aufwachen, man bekommt, weil man erweckt hat zu innerer Aktivität das Seelische, eine Vorstellung von diesem Seelischen. Jetzt steht man allerdings in einer anderen

Weise dem gegenüber, was einem vorher wie ein Bildpanorama des Lebens seit der Geburt erschienen ist.

Indem man das geistig-seelische Leben durch Meditation entwickelt, bekommt man zunächst eine Bildrückschau auf das Leben seit der Geburt, aber man kennt sich noch nicht aus in der Bildrückschau. Sie ist zwar objektiv geworden, aber man steht ihr noch nicht bewusst gegenüber. Konzentriert man sich auf die Willensarbeit, wie ich es beschrieben habe, so macht man sich so tätig, dass man dasjenige, was sonst im Schlafe nur außerhalb des Leibes sein kann, nun außerhalb dieses Leibes halten kann. Dann sieht man einen Vorgang seiner wahren Realität nach, den man sonst eben nicht sehen kann, weil die Kräfte, durch die man ihn schauen kann, eben noch nicht entwickelt sind. Dann sieht man den Vorgang der Einverleibung des Geistig-Seelischen in den physischen Leib und den anderen Vorgang des Wiederhinausweisens des Geistig-Seelischen aus dem physischen Leibe. Kommt man dazu, zu verstehen, bewusst zu verstehen, was Einschlafen und Aufwachen heißt, so kommt man mit diesem Wissen auch dazu, zu schauen und zu verstehen, was Geborenwerden und Sterben heißt. Denn geradeso wenig, wie das Geistig-Seelische, das des Morgens beginnt sich zu entfalten, beim Aufwachen neu geboren wird, ebenso wenig geht es beim Einschlafen zugrunde. Ebenso wenig aber wird mit der Geburt oder mit der Empfängnis das geboren, was des Menschen Geistig-Seelisches ist, und ebenso wenig geht es mit dem Tod zugrunde. Das lässt sich entscheiden durch wirkliches Schauen.

Lernt man dasjenige erkennen in innerer Aktivität, was dem Menschen wirklich zugrunde liegt, dann lernt man es erkennen als das, was hinausragt über Geburt und Tod. Dann lernt man es erkennen als das, was sich durch Geburt oder Empfängnis mit dem physischen Leib verbindet, indem es diesen zugleich organisiert und sich mit ihm so verbindet, wie sonst – allerdings nun nicht umorganisierend, sondern nur teilweise, ich möchte sagen, die Organisation ausbessernd – das Geistig-Seelische beim Aufwachen sich in den physischen Leib hineinbegibt zu einem Dasein, das des Morgens wiederum sich fortsetzt mit seinen Erlebnissen. So lernt man das, was den Menschen eigentlich organisiert, erkennen als etwas, was mit dem Tode wiederum in die geistige Welt hinausgeht. Man lernt auf diese Weise durch die Entfaltung der Seele zum Schauen das im Menschen bestehende Ewige wirklich hell zu durchschauen. Man kann nicht über dieses Ewige spekulieren, philosophieren – da wird man immer nur zu Sophistereien kommen. Aber man kann über dieses Ewige eine Aufklärung erhalten, indem man das, was als Ewiges sonst unbewusst ist, was als Unbewusstes für sich lebt ohne den Leib vom Einschlafen bis zum Aufwachen, man kann das, wenn man sich in innere Tätigkeit bringt, als ein Ewiges erkennen. Hat man es getan, dann erkennt man zu gleicher Zeit das, [was sonst unbewusst ist], als ein Ewiges.

Das zeigt Ihnen, wie Geisteswissenschaft eigentlich die reale Fortentwicklung der Erkenntnisfähigkeit auffasst. Da handelt es sich nicht darum, dass wir stehen bleiben und nur logisch oder experimentierend, höchstens geschickter werdend, fortfahren, sondern da handelt es sich darum, dass wir wirklich, so wie es beim Wachstum des Leibes selber ist, unser Geistig-Seelisches zum Wachsen, zum Neu-sich-Entfalten bringen, sodass es hineinwächst in die übersinnliche Welt und erlebt das Ewige. Indem man dieses Übersinnliche erlebt, indem man gewissermaßen das Leben so überschaut wie sonst einen Tag und erkennt, was diesem Leben vorangeht und diesem Leben folgt, kommt man immer mehr und mehr dazu – gerade wenn man nun noch versucht, den letzten Rest des egoistischen Empfindens herauszutreiben aus der Konzentration; man kann die Konzentration so weit treiben, dass man ganz aufgeht, allerdings die Kraft behält, sich immer wieder zurückzunehmen; das Bewusstsein darf nicht verloren gehen –, kommt man immer mehr dazu, dass man ganz aufgeht in dem, worauf man sich konzentriert. Dann lernt man den Menschen auch seiner Wesenheit nach kennen in jenem Zustande, wo er eben außerhalb des Leibes ist. Ich habe gesagt, man lernt erkennen zunächst das Leben seit der Geburt in einer Art Bildrückschau. Man lernt dann dasjenige erkennen, was zu diesem Leben wird, was aus geistigen Welten zur Verleiblichung herabsteigt, was durch des Todes Pforte geht, um wiederum in die geistige Welt zurückzukehren. Aber indem man sich in das einlebt, lernt man erkennen: Ja, die gewöhnlichen Vorstellungen, die sind nicht da in diesem Ewigen; die Vorstellungen, die wir haben im gewöhnlichen Leben, sie werden nur erzeugt in der leiblichen Organisation.

Man wird erst klar darüber, was diese leibliche Organisation für den Menschen eigentlich ist, wenn man die Bedeutung der äußeren, leiblichen Organisation für das Geistig-Seelische kennenlernt. Da lernt man erst erkennen, dass der Mensch, um in der gewöhnlichen Welt Vorstellungen bilden zu können, in seinen Leib zurückkehren muss. Aber er nimmt die Kraft des Denkens, er nimmt die Kraft der Ideenfähigkeit mit in das Geistig-Seelische, und er nimmt, indem er ein neues Vorstellen für ein höheres, übersinnliches Bewusstsein entwickelt, von dem, was in seinem Leibe ist, nur einen Teil, ich sage, nur einen Teil des Fühlens und des Wollens mit;

das gewöhnliche Vorstellen nimmt er nicht mit. Er muss für das Dasein außerhalb des Leibes ein ganz neues Vorstellen entwickeln. Aber er nimmt von seinem gewöhnlichen Dasein, das ihn erfüllt zwischen Geburt und Tod, einen Teil des Fühlens mit. Und das Wollen in seiner wahren Gestalt, dieses Wollen, es ist ja etwas außerordentlich Dunkles, etwas wie im Schlaf Erlebbares; man braucht nur an dasjenige zu denken, was die gewöhnlichen Seelenlehren und Psychologen über dieses Wollen zu sagen wissen. Dieses Wollen ist ja etwas Dunkles im Leben. Es wird zwar hell, indem der Mensch in der entsprechenden Weise sich zum Schauen erhebt, aber es wird zu gleicher Zeit erkannt, dass es verbunden ist mit dem Ewigen. Und wenn man es dazu bringt, durch ein liebevolles Konzentrieren nun auch noch diesen letzten Rest des egoistischen individuellen Fühlens wegzubringen – dasjenige also, was einen noch am Leibe hält wegzubringen – und so, wie man eine neue Vorstellung im rein Geistig-Seelischen entwickelt hat, nun auch ein reines Fühlen außerhalb des Leibes zu entwickeln, bleibt einem immer noch das Wollen, wie es im Leibe ist. Aber man lernt es jetzt durch das neue Fühlen und neue Vorstellen erst kennen; man lernt es erkennen so, dass man es ansprechen muss, indem man dafür vielleicht das Wort Begehren gebraucht. Man lernt das Wollen als ein Begehren, als eine Fähigkeit der Begierde kennen, als eine Kraft der Begierde. Aber jetzt, außerhalb des Leibes, nimmt es sich aus wie eine Kraft der Begierde, wodurch nun *was* begehrt wird? Es wird begehrt das Dasein im Leibe selber. Man lernt also jetzt erkennen die Kraft, durch die man eigentlich hereindringt von einem vorgeburtlichen Leben in dieses Leben im Leibe.

Man lernt erkennen diese Begierde als etwas, was

der Welt angehört und was uns durchdringt, bevor wir zum Erdenmenschen werden, was uns wiederum bleibt, indem wir durch des Todes Pforte gehen. Und man lernt jetzt erkennen, wie diese Begierde etwas ist, was im Menschen waltet und was zum Inhalte des Begehrens hat das Menschwerden selber; man lernt jetzt etwas Merkwürdiges kennen, man lernt kennen in sich die Begierde nach dem Menschwerden als solchem. Man lernt dieses Leben zwischen Tod und Geburt kennen; man lernt in ihm das Ewige kennen. Man lernt kennen die Begierde, wiederum ein Leben zu leben, und man lernt den Willen, den man entdeckt hat, kennen als dasjenige, was einen vom Menschenleben der Vorzeit, das man selber vollbracht hat, in dieses [jetzige] Leben hereingebracht hat, man lernt den Willen in seiner Geistgestalt kennen.

Schaut man den Willen als solchen, den man herausgebracht hat aus dem Physisch-Leiblichen, dann lernt man erkennen, durchschauen die Tatsache der wiederholten Erdenleben, dann lernt man erkennen, wie der Inhalt eines Lebens durch die Zeit zwischen dem Tod und einer neuen Geburt geht, rein geistig sich entwickelt, dann lernt man erkennen, wie aber dasjenige, was da rein geistig sich entwickelt, immer wieder und wieder aus sich erzeugt die Begierde nach dem Menschwerden. Dasjenige, was wir hier im Leben zwischen Geburt und Tod als Begierde entwickeln, wodurch wir Äußeres begehren, das wird durch übersinnliches Schauen erkannt als ein schwacher Abglanz derjenigen Begierden, die in uns leben und die uns hinübertragen aus einem Erdenleben in das andere. Dasjenige, was uns zum Menschen macht, was uns herüberorganisiert von einem Erdenleben zum anderen, das erscheint in einem schwachen Abglanze, wenn wir im physischen

Dasein aus unserem Leibe heraus dies oder jenes begehren.

Ich konnte Ihnen nur skizzenhaft schildern, wie der Mensch hineinwächst durch eine intime Entwicklung seines geistig-seelischen Lebens in die geistig-seelische Welt selber, wie er da gewahr wird zunächst dasjenige, was er ist zwischen Geburt und Tod, wie er gewahr wird sein Ewiges, das jenseits von Geburt und Tod liegt, wie er aber auch gewahr wird, wie das, was zwischen Geburt und Tod in ihm lebt, ein Ewiges in sich schließt, das aber diese Hülle sprengt, durch den Tod geht, aber Begierde hat nach einem neuen Leben. Ich müsste nicht nur stundenlang, sondern wochenlang sprechen, wenn ich das, was ich jetzt skizziert habe, im Einzelnen ausführen wollte. Man kann es im Einzelnen schildern, aber hier soll ja nur gezeigt werden, wie anthroposophische Geisteswissenschaft zu ihren Ergebnissen kommt und zu welchen Ergebnissen sie kommt. Sie kommt dadurch, dass sie das Erkenntnisvermögen des Menschen über sich selbst hinaus entwickelt, zu Ergebnissen über das Wesen seines Eigenseins, über das Ewige, über das sich Wiederholende seines Erdendaseins.

VOM ALLTAGSBEWUSSTSEIN ZUR GEISTANSCHAUUNG

«Vom Seelenleben», 1923

Der Aufsatz, den Rudolf Steiner in vier Teilen im Oktober und November 1923 unter dem Titel «Vom Seelenleben» in der Wochenschrift «Das Goetheanum» veröffentlicht hat, bildet gewissermaßen einen Abschluss seiner Seelenforschung. In dieser inhaltlich sehr konzentrierten, beinahe aphoristischen Darstellung sind die Erfahrungen beschrieben, die das fortschreitende Bewusstsein auf seinem Erkenntnisweg macht, beginnend beim gewöhnlichen Bewusstsein und zu einem Grenzerleben voller Angst und Zweifel gegenüber dem Geistigen führend, das schließlich durch die meditative Erkraftung der Seele überwunden werden kann.

Im ersten Teil geht Steiner vom wachen Leben aus, das ganz an die Außenwelt, an seine Eindrücke hingegeben ist, die dann im Inneren weiterleben, wo sie sich mit Gedanken verbinden. Die «Eigenwesenheit des Menschen» ist hier allein in der Kraft zu empfinden, mit der die Gedanken ergriffen werden. Da die Seele im Wachen wenig von sich selbst erfahren könne, suche sie Bereiche, wo ihr dies eher möglich erscheint, zum Beispiel das Traumerleben. Dem gewöhnlichen Selbst sei das eigentlich Seelische nur im fühlenden Träumen erlebbar, wo es einerseits von körperlichen Empfindungen geprägt, andererseits in der Phantasie noch in seinem «Eigenweben» erkennbar sei. Während das Körperliche einen Zusammenhang zur Natur vermittele, reiße sich die Seele in der traumbildenden Kraft von der Logik des Denkens über die Natur los, der Träumende ist mit teils «luftigen», teils körperlich-organischen Sinnbildern konfrontiert. Dieses Seelenerleben sei zwar reizvoll, führe aber auch in ein «Zweifel erregendes Gebiet». Der Zusammenhang des Traums mit dem Körperlichen, Triebhaften, den Steiner dabei anspricht, ist wohl als Hinweis auf die psychoanalytische Forschung zu verstehen, in der er in besonderer Weise zum Tragen kommt. Dies gilt auch für die Ausbildung der bewussten Phantasietätigkeit, deren Verwandtschaft mit, aber auch Überlegenheit gegenüber dem Träumen Steiner betont. Dieser Grundgedanke findet sich auch in heutigen psychotherapeutischen Ansätzen, beispielsweise in der Katathym-imaginativen Therapie, die auf Imaginationen und Bilderreisen setzt. Hier leitet der Therapeut bei wachem Bewusstsein ein tagtraumhaftes Erleben an. Auch buddhistisch inspirierte Therapien wie die Akzeptanz- und Commitment-Therapie und die Psychodynamisch Imaginative Traumatherapie nach Luise Reddemann benutzen solche imaginativen Elemente, um Ängste in der Begegnung mit der Außenwelt und gegenüber dem eigenen Leib zu überwinden.

Der zweite Teil des Aufsatzes «Das Seelenwesen in der Helligkeit der Geist-Anschauung» setzt beim morgendlichen Aufwachen ein, jenem Moment, in dem die Einsicht in das Traumerleben folgen kann, in dem aber das seelische Erleben auch durch die Bilder der Außenwelt zugedeckt wird. Erst wenn sich das Vorstellen mit einer Erkraftung unabhängig vom äußeren Wahrnehmen mache, wie dies oben schon beschrieben wurde, könne der illusionäre Charakter von bewusst gewählten Gedankengebilden, die keinen Naturbezug haben, überschaut werden. Durch diese Schulung, so Steiner, «an dem vollbewussten Vorstellen des sinnlich Unwirklichen bildet man die Kraft heran, das geistige Wirkliche zu schauen». Das imaginative Erleben ist dadurch, dass es die Eigentätigkeit der Seele stärkt, der erste Schritt der übersinnlichen Geist-Erkenntnis.

«Das Seelenwesen auf dem Weg zur Selbstbeobachtung» ist der dritte Teil überschrieben, und als wesentlich für den nun folgenden Entwicklungsschritt nennt Steiner zunächst die Übung der «Rückschau». Bei der Rückschau werden die Erinnerungsbilder in umgekehrter Reihenfolge aufgerufen und verbunden, beginnend mit dem Abend und bis zum Aufwachen, und darüber hinaus bis zum vorherigen Tag, was auch einer Form der besonnenen Nachbildung des Traumes entspreche. So tauchten in der zuvor «leeren Zeit» des traumlosen Schlafens geistige Erlebnisse wie Erinnerungen an etwas auf, dessen man sich nicht bewusst war. Damit seien neue Seelenerlebnisse möglich: In einem «zweiten Schauen» – es schließt an das innere Erleben des Schaffens der Seele am Körper im Imaginativen an – erkenne die Seele das über das Körperliche hinausreichende Wollen. Doch müsse der Offenbarung des Wollens ein «inneres Schaffen vorangehen». Es folgt eine Darstellung des Fühlens und Wollens und der damit verbundenen Stoffwechselvorgänge. Dabei erlebe sich die Seele als ein «rein geistiges Wesen». Dieses sei im Fühlen und Wollen abbauend am Leibe tätig. «Das Leben des Körpers», so Steiner, «muss abgebaut werden, damit das Wesen und Wirken der Seele aus dem Körper sich entfalten kann.» Im Denken baue die sich hingebende Seele den Gehirnbereich zunächst auf, wo der Gedanke dann als Spiegelbild auftauche. Im abbauenden Erleben des Spiegelbildes schaue sie schließlich ihre eigene Tätigkeit: «Es ist richtig, dass die Gedanken, welche die Seele erlebt, Ergebnisse der

Gehirntätigkeit sind. Aber die Gehirntätigkeit ist erst das Ergebnis der Geisttätigkeit der Seele.» Die Verkennung dieser Tatsache ist ein wesentliches Problem der naturwissenschaftlichen Psychologie.

Im vierten und letzten Teil des Aufsatzes, unter der Überschrift «Das Seelenwesen in Seelenmut und Seelenangst», schildert Steiner zunächst die inspirative, die zweite Erkenntnisstufe, wo die illusionären Vorstellungen und Bilder, die die Imagination hervorbringt, wieder ausgelöscht werden und dadurch geistige Erlebnisse auftauchen können. Hier brauche es «innerlichen Mut», dem Geistigen zu begegnen. Das Erste, was jedoch in der Seele auftauche, wenn sie sich von der Naturerkenntnis zurückziehe, seien die Angst, die zu der Scheinlogik führe, das Geistige nicht anerkennen zu müssen, und der Zweifel an einer Erkenntnis, die über die Natur hinausgehe. So sei die Ableugnung der geistigen Welt «ein Weglaufenwollen vor dem eigenen Seelenwesen». Derjenige, der die Geist-Erkenntnis widerlege, verfinstere damit seine Seele. Die innere, geistige Stärke der Seele könne nur durch die Erkraftung des Seelenwesens erreicht werden. Dabei helfe die meditative Tätigkeit, die «Angst vor dem Leeren des Seelenwesens» zu besiegen, sie schaffe demgegenüber eine Leere, in der sich die «Fülle des Geistes» offenbaren kann. Dies berührt das Thema der unbewussten Inspirationen, die Rudolf Steiner im Zusammenhang mit der «pathologischen Zweifelsucht» erwähnt, die heute als «Zwangsstörung mit Zwangsgedanken» bezeichnet wird und bei der häufig existenzielle Ängste auftreten. Auch hier empfiehlt er die Elemente des Schulungsweges, um durch die Gewinnung einer bewussten Inspiration Heilung zu erlangen.

VOM SEELENLEBEN

I. Das Seelenwesen im Dämmerdunkel des Traumes

Will der Mensch innerhalb des gewöhnlichen Erlebens sein Seelenwesen anschauen, so kann es nicht genügen, dass er den geistigen Blick nur gewissermaßen rückwärts wendet, um in sich hineinblickend das zu sehen, was er als ein in die Welt Hinausschauender ist. Er sieht auf diese Art nichts Neues. Er sieht, was er als Weltbetrachter ist, nur in einer andern Richtung. – Er ist im wachen Leben fast ganz an die Außenwelt hingegeben. Er lebt in seinen Sinnen. In deren Eindrücken lebt die Außenwelt weiter fort in dem menschlichen Innern. In diese Eindrücke weben sich die Gedanken. Auch in ihnen lebt die Außenwelt. Nur die Kraft, mit der die Außenwelt in den Gedanken ergriffen wird, kann als Eigenwesenheit des Menschen empfunden werden. Aber diese Empfindung einer Eigenkraft hat einen ganz allgemeinen, unbestimmten Charakter. Man kann in ihr mit dem gewöhnlichen Bewusstsein nichts unterscheiden. Wäre man darauf angewiesen, in ihr das Seelenwesen zu erkennen, so hätte man von demselben nichts als eine unbestimmte Eigen-Empfindung, von der man nicht wüsste, *was* sie ist.

Es ist das Unbefriedigende der auf diese Art zustande gekommenen Selbstbeobachtung, dass ihr das Seelenwesen sofort entschlüpft, da sie es fassen will. Menschen, die ernsthaft nach Erkenntnis streben, können durch dies Unbefriedigende zur Verzweiflung an aller Erkenntnis getrieben werden.

Deshalb haben sinnende Menschen fast immer auf andern Wegen als durch solche Selbstbeobachtung die

Erkenntnis des Seelenwesens gesucht. Sie fühlten im Sinnes-Anschauen und im gewöhnlichen Denken das Hingegebensein jener unbestimmten Eigen-Empfindung an den Körper. Sie erkannten, dass die Seele, solange sie in dieser Hingebung verharrt, durch Selbstbeobachtung nichts von ihrem Eigenwesen erkennen kann.

Ein Gebiet, auf das sie dies Gefühl lenkte, ist der Traum. Sie wurden gewahr, dass die Bilderwelt, die der Traum heranzaubert, mit jener unbestimmten Eigen-Empfindung etwas zu tun habe. Diese stellte sich ihnen gewissermaßen als die leere Tafel dar, auf der der Traum seine Bilder malt. Und dann erkannten sie, dass die Tafel selbst der Maler ist, der an und in sich malt.

So wurde ihnen das Träumen die flüchtige Tätigkeit im Menschen-Innern, welche die unbestimmte Eigen-Empfindung des Seelenwesens mit Inhalt erfüllt. Ein fragwürdiger Inhalt; aber der einzige, den man zunächst vom Seelenwesen haben kann. Ein Anschauen, herausgehoben aus der Helligkeit des gewöhnlichen Bewusstseins, gestoßen in das Dämmerdunkel des Halb-Bewusstseins; aber in der einzigen Gestalt, in der es für das alltägliche Leben zu erreichen ist.

Aber trotz dieses Dämmerdunkels ergibt sich, zwar nicht für die denkende Selbstbeobachtung, wohl aber für das innerliche Sich-Ertasten ein sehr Bedeutungsvolles. Eine Verwandtschaft des Träumens mit der schaffenden Phantasie lässt sich seelisch ertasten. Man fühlt, dass, was im Traume luftig webt, im Phantasie-Schaffen ergriffen wird vom Körper-Innern. Und dieses Körper-Innere zwingt die Traumbildnerkraft, abzulassen von ihrer Willkür und sich umzugestalten zu einer Tätigkeit, die in zwar freier Weise aber doch nachbildet, was in der Sinneswelt vorhanden ist.

Hat man sich bis zu einem solchen Ertasten der Innenwelt durchgerungen, so kommt man bald um einen Schritt weiter. Man wird gewahr, wie die traumbildende Kraft eine noch innigere Verbindung mit dem Körper eingehen kann. Man schaut diese ahnend in der Tätigkeit der Erinnerung, des Gedächtnisses. In diesem zwingt der Körper die traumbildende Kraft in eine noch stärkere Treue gegenüber der Außenwelt hinein als in der Phantasie.

Ist dies durchschaut, dann bleibt nur noch ein Schritt dazu, anzuerkennen, dass auch im gewöhnlichen Denken und sinnlichen Wahrnehmen die traumbildende Kraft als Seelenwesen zum Grunde liegt. Sie ist da *ganz* an den Körper hingegeben, während sie in Phantasie und Gedächtnis noch etwas von ihrem Eigenweben zurückbehält.

Das gibt dann ein Recht, im Träumen das Seelenwesen zu vermuten, das sich von dem Hingegebensein an den Körper befreit und in seiner Eigenheit lebt.

So wurde der Traum das Feld vieler Seelensucher.

Aber er verweist den Menschen in ein recht unsicheres Gebiet. In der Hingabe an den Körper wird das Seelenwesen in die Gesetze eingespannt, von denen die Natur durchsetzt ist. Der Körper ist ein Teil dieser Natur. Indem sich das Seelenwesen an den Körper hingibt, verwebt es sich zugleich in die Gesetzmäßigkeit der Natur. – Die Mittel, durch die es sich so dem Naturdasein anpasst, empfindet es als *Logik*. In dem logischen Denken über die Natur fühlt die Seele sich sicher. In der traumbildenden Kraft entreißt sie sich diesem logischen Denken über die Natur. Sie geht in ihr Eigenwesen zurück. Damit aber verlässt sie gleichsam die wohlgepflegten und gerichteten Landwege des inneren Lebens und begibt sich hinaus in das verfließende, weglose Meer des geistigen Daseins.

Die Schwelle zur geistigen Welt scheint überschritten; aber nach dem Überschreiten bietet sich nur das bodenlose, richtungslose geistige Element dar. Seelensucher, die so die Schwelle überschreiten wollen, finden das reizvolle, aber auch Zweifel erregende Gebiet des Seelenlebens.

Es ist voller Rätsel. Bald webt es aus den äußeren Erlebnissen luftige Zusammenhänge, die der Naturgesetzmäßigkeit spotten; bald gestaltet es Sinnbilder der inneren körperlichen Vorgänge und Organe. Das zu stark pochende Herz erscheint als kochender Ofen im Traume; die schmerzende Zahnreihe als ein Zaun mit schadhaften Pflöcken. – Und sich selbst lernt da der Mensch auf eine eigentümliche Art kennen. Sein triebhaftes Leben gestaltet sich zu den Bildern bedenklicher Traumhandlungen, die er im wachen Dasein weit von sich weisen würde. Besonderes Interesse erregen bei den Seelensuchern diejenigen Träume, die prophetischen Charakter haben oder in denen die Seele Fähigkeiten sich erträumt, die ihr im wachen Zustande ganz abgehen.

Die Seele erscheint da losgelöst von ihrem Eingespanntsein in die Körper- und Naturtätigkeit. Sie will selbstständig sein. Sie schickt sich an zu dieser Selbstständigkeit. Aber sofort, wenn sie sich entfalten will, zieht ihr die Körper- und Naturtätigkeit nach. Sie will nichts wissen von Naturgesetzlichkeit; aber die Tatsachen der Natur erscheinen im Traume als Naturwidrigkeiten. Sie will wissen von den inneren Körperorganen oder Körpertätigkeiten. Aber sie bringt es nicht zu klaren Bildern dieser Organe oder Tätigkeiten, sondern nur zu Sinnbildern, die den Charakter der Willkür an sich tragen. Das äußere Natur-Erleben wird aus der Bestimmtheit gerissen, in der es sich durch Sinnes-Wahrnehmung und Denken befindet; das Erleben des Menschen-Innern beginnt; es beginnt aber in einer dunklen Gestalt. Naturanschauung wird verlassen; Selbstanschauung wird nicht wahrhaft erreicht. Die Erforschung des Traums versetzt den Menschen nicht in die Lage, das Seelenwesen in seiner echten Gestalt zu schauen. Er hat es durch ihn zwar geistig fassbarer vor sich als in der denkenden Selbstbeobachtung; aber doch so wie etwas, das man eigentlich sehen sollte, das man aber nur wie durch eine Hülle greifen kann.

II. Das Seelenwesen in der Helligkeit der Geist-Anschauung

Nimmt man zu den Traumerscheinungen seine Zuflucht, um das Seelenwesen kennenzulernen, so ist man zuletzt zu dem Geständnis gezwungen, dass man das Gesuchte mit einer Maske vor sich hat. Hinter den Verbildlichungen körperlicher Zustände und Vorgänge, hinter den naturwidrig zusammengestellten Erinnerungserlebnissen darf man die Tätigkeit der Seele vermuten. Nicht behaupten aber kann man, dass man der wirklichen Gestalt des Seelischen gegenübergestellt ist.

Nach dem Erwachen wird man gewahr, wie das Tätige des Traumes in die Wirksamkeit des Körpers eingesponnen und durch diesen an die sinnliche Außenwelt hingegeben ist. Durch den rückwärts gewendeten Blick der Selbstbeobachtung sieht man nur die Bilder der Außenwelt im seelischen Leben, nicht dieses selbst. Die Seele entschlüpft dem gewöhnlichen Bewusstsein in dem Augenblicke, da man sie erkennend erfassen will.

Mit der Betrachtung des Traumes an die Wirklichkeit des Seelischen heranzukommen, kann man nicht hoffen. Man müsste durch eine starke innere Tätigkeit die Verbildlichungen der Körperzustände und Körpervorgänge und die Erinnerungserlebnisse austilgen, um die seelische Tätigkeit in ihrer ureigenen Gestalt zurückzubehalten. Und man müsste dann das Zurückbehaltene betrachten können. Das ist unmöglich. Denn der Träumende ist in einem passiven Zustande. Er kann keine Eigentätigkeit entfalten. Mit dem Verschwinden der Seelenmaske verschwindet zugleich die Empfindung des eigenen Selbstes.

Anders steht es für das wache Seelenleben. In diesem kann die Eigentätigkeit nicht nur aufrechterhalten bleiben, wenn man austilgt, was man von der Außenwelt wahrnimmt; sie kann auch in sich selbst verstärkt werden.

Es geschieht dieses, wenn man wachend im Vorstellen sich so unabhängig von der sinnlichen Außenwelt macht, wie man im Traume ist. Man wird dann zum vollbesonnenen, wachen Nachahmer des Traumes. Damit aber fällt sogleich alles Illusorische des Traumes weg. Der Träumende hält seine Traumbilder für Wirklichkeiten. Der Wache durchschaut ihre Unwirklichkeit. Der gesunde Wachende als Nachahmer des Traumes kann seine Bilder nicht für Wirklichkeiten halten. Er bleibt sich bewusst, dass er in selbst geschaffenen Illusionen lebt.

Aber er wird diese Illusionen nicht zustande bringen, wenn er nur bei dem gewöhnlichen Grade des Bewusstseins stehen bleibt. Er muss für eine Erkraftung dieses Bewusstseins sorgen. Man kann dies erreichen durch ein stets vom Neuen von innen sich anfachendes Denken. Die innere seelische Aktivität wächst mit diesem fortgesetzten Anfachen. (Ich habe die entsprechende innere Betätigung in meinem Buche «Wie erlangt man Erkenntnisse der höheren Welten?» und in meiner «Geheimwissenschaft» in den Einzelheiten beschrieben.)

Man kann auf diese Art das, was durch die Seele im Dämmerdunkel des Traumes geschieht, in das helle Licht des Bewusstseins rücken. Man vollzieht damit das Entgegengesetzte von dem, was durch Fremd- oder Autosuggestion geschieht. Bei diesem wird aus dem Halbdunkel und in diesem Halbdunkel etwas in das Seelenleben gerückt, das man dann für Wirklichkeit ansieht. Bei der gekennzeichneten vollbesonnenen Seelentätigkeit wird mit hellem Bewusstsein etwas vor die innere Anschauung gestellt, das man im vollsten Sinne des Wortes nur als Illusion ansieht.

Man kommt so dazu, den Traum zu zwingen, sich in die Bewusstseinshelle zu stellen. Er stellt sich sonst nur vor das abgeschwächte, halb wache Bewusstsein hin. Er scheut die Bewusstseinshelle. Er verschwindet vor ihr. Das verstärkte Bewusstsein hält ihn fest.

In diesem Festhalten gewinnt er nicht an Kraft. Im Gegenteil: Er verliert an Kraft. Dafür aber wird das Bewusstsein veranlasst, sich selbst Kraft zuzuführen. Es ist da im Seelischen, wie es im Körperlichen ist, wenn man einen festen Körper in Dampf verwandelt. Der feste Körper gibt sich seine Grenzen nach allen Seiten. Man kann diese Grenzen betasten. Sie bestehen für sich. Verwandelt man den festen Körper in Dampf, dann muss man ihn, damit er sich nicht nach allen Seiten verflüchtigt, durch feste Wände einschließen. So muss die Seele, will sie den Traum wachend festhalten, sich gewissermaßen zum kräftigen Behälter gestalten. Sie muss sich in sich erkraften.

Diese Erkraftung braucht sich die Seele nicht zu leisten, wenn sie in sich Bilder der äußeren Sinneswelt wahrnimmt. Da sorgt das Verhältnis des Körpers zur Außenwelt dafür, dass die Seele erregt ist, diese Bilder zu halten. Träumt die Seele wachend im sinnlich Unwirklichen, dann muss sie durch ihre eigene Kraft dieses sinnlich Unwirkliche halten.

An dem vollbewussten Vorstellen des sinnlich Unwirklichen bildet man die Kraft heran, das geistig Wirkliche zu schauen.

Im Traum ist die Eigentätigkeit des Seelenwesens schwach. Der flüchtige Trauminhalt überwältigt diese Eigentätigkeit. Diese Übermacht des Traumes bewirkt, dass die Seele ihn für Wirklichkeit hält. Im gewöhnlichen sinnlichen Bewusstsein fühlt sich die Eigentätigkeit als Wirklichkeit neben der Wirklichkeit der Sinnenwelt. Aber die Eigentätigkeit kann sich nicht anschauen; alle Anschauung wird von den Bildern der Sinneswirklichkeit in Anspruch genommen. Lernt die Eigentätigkeit sich aufrechterhalten, indem sie sich bewusst mit sinnlich unwirklichem Inhalt erfüllt, so belebt sie nach und nach auch die Eigenanschauung in sich selbst. Sie lenkt nun nicht mehr bloß den Blick von der Außenanschauung in sich zurück; sie *schreitet* als Seelentätigkeit zurück und findet sich in ihrer geistigen Wesenheit; diese wird nun Inhalt ihrer Anschauung.

Während die Seele sich so in sich selber findet, wird ihr auch das Wesen des Träumens noch weiter beleuchtet. Sie wird deutlich gewahr, was sie vorher nur ahnen konnte, dass das Träumen im Wachen nicht aufhört. Es setzt sich fort. Aber der schwach wirkende Traum wird von dem sinnlichen Wahrnehmungsinhalt übertönt. Hinter der Bewusstseinshelle, die mit den Bildern der Sinneswirklichkeit erfüllt ist, dämmert eine Traumeswelt. Und diese ist, während die Seele wacht, nicht illusorisch wie die Traumwelt des Halbwachen. Im Wachen träumt der Mensch – unter der Bewusstseinsschwelle – von den inneren Vorgängen seines Körpers. Während durch das Auge die Außenwelt gesehen und durch die Seele vorgestellt wird, lebt im Hintergrunde der schwache Traum des Innengeschehens. Durch die Erstarkung der Eigentätigkeit der Seele wird allmählich die Anschauung der Außenwelt zur Traumschwäche *herabgedämpft*, und die Anschauung der Innenwelt in ihrer Wirklichkeit *erhellt*.

Im Anschauen der Außenwelt ist die Seele empfangend; sie erlebt die Außenwelt als das Schaffende und ihren eigenen Inhalt als das Nachgeschaffene. Für die Innenanschauung erkennt sich die Seele als das Schaffende. Und der eigene Körper enthüllt sich als das Nachgeschaffene. Der Gedanke der Außenwelt muss als *Bild* der Wesen und Vorgänge der Außenwelt empfunden werden. Der Menschenkörper kann vor der wirklichen Anschauung der Seele, die auf die geschilderte Art gewonnen wird, nur als Bild des geistigen Seelenwesens empfunden werden.

Im Traume löst sich die seelische Tätigkeit aus dem festen Verbande mit dem Körper, in dem sie im gewöhnlichen Wachsein ist; aber sie hält noch das lose Verhältnis fest, das sie erfüllt mit den Sinnbildern des Körperlichen und mit den Erinnerungserlebnissen, die auch durch den Körper gewonnen sind. Im geistigen Anschauen seiner selbst erkraftet sich das Seelenwesen so, dass ihm seine eigene höhere Wirklichkeit empfindbar und der Körper in seinem Charakter als Nach-Bild dieser Wirklichkeit erkennbar wird.

III. Das Seelenwesen auf dem Wege zur Selbstbeobachtung

Im Traume erfasst sich das Seelenwesen in einer flüchtigen Gestalt, die eine Maske ist. Im traumlosen Schlafe verliert es sich scheinbar ganz. In der geistigen Selbstanschauung, die durch die besonnene Nachbildung des Träumens gewonnen wird, gelangt die Seele zu sich als schaffendes Wesen, deren Nachbild der Körper ist.

Aber der Traum steigt aus dem Schlafe auf. Wer es unternimmt, den Traum heraufzuholen in das helle Licht des Bewusstseins, der muss auch den Antrieb empfinden, noch weiter zu gehen. Er tut dies, wenn er versucht, den traumlosen Schlaf bewusst zu erleben.

Das scheint unmöglich zu sein. Denn im Schlafe hört eben die Bewusstheit auf. Und das Verlangen, bewusst die Bewusstlosigkeit erleben, erscheint wie eine Torheit.

Die Torheit tritt aber sogleich in eine andere Beleuchtung, wenn man sich den Erinnerungen gegenüberstellt, die man von einem gewissen Zeitpunkte an *rückwärts* bis zum letzten Aufwachen verfolgen kann. Man muss dabei nur so verfahren, dass man die Erinnerungsbilder ganz lebendig anknüpft an das, woran sie erinnern. Versucht man dann – nach rückwärts – fortzuschreiten bis zum nächsten vorläufig bewussten Erinnerungsbild, so liegt dies vor dem letzten Einschlafen. Hat man nun wirklich die Anknüpfung an das Erinnerte lebendig vollzogen, so entsteht eine innere Schwierigkeit. Man kann das Erinnerungsbild nach dem Aufwachen nicht an dasjenige vor dem Einschlafen heranbringen.

Das gewöhnliche Bewusstsein hilft sich über die Schwierigkeit dadurch hinweg, dass es die Anknüpfung an das Erinnerte nicht lebhaft vollzieht, und einfach das Aufwachebild an das Einschlafebild setzt. – Wer aber das Bewusstsein durch das besonnene Nachahmen des Träumens in seiner Empfindungsfähigkeit gehoben hat, dem fallen die beiden Bilder auseinander. Für ihn liegt ein Abgrund zwischen beiden. Aber, indem er diesen Abgrund bemerkt, füllt dieser sich auch schon für ihn aus. Der traumlose Schlaf hört auf, im Selbstbewusstsein ein leerer Zeitverlauf zu sein. Aus ihm taucht wie eine Erinnerung eine geistige Erfüllung der «leeren Zeit» auf. Allerdings wie eine Erinnerung an etwas, das das gewöhnliche Bewusstsein vorher gar nicht in sich gehabt hat. Aber es trägt trotzdem diese Erinnerung geradeso den Hinweis auf ein Erleben der eigenen Seele in sich wie nur irgendeine gewöhnliche Erinnerung. Dadurch aber sieht die Seele wirklich in das hinein, was ihr für das gewöhnliche Erleben – im traumlosen Schlafe – als bewusstlos verläuft.

Das ist der Weg, auf den das Seelenwesen noch tiefer in sich hineinschaut als in dem Zustand, der als Folge der bewusst-besonnenen Traum-Nachahmung eintritt. Durch diesen Zustand schaut die Seele auf ihr eigenes, den Körper gestaltendes Wesen. Durch das bewusste Durchdringen des traumlosen Schlafes schaut sie sich völlig losgelöst vom Körper in ihrem Eigenwesen.

Aber sie schaut nunmehr nicht nur auf das Gestalten des Körpers, sondern über dasselbe hinaus auf die Gestaltung des eigenen Wollens.

Das innere Wesen des Wollens bleibt für das gewöhnliche Bewusstsein so unbekannt wie die Erlebnisse des traumlosen Schlafens. Man erlebt einen Gedanken, der die Absicht des Wollens in sich schließt. Dieser Gedanke taucht unter in die undeutliche Welt der Gefühle und entschwindet in das Dunkel der körperlichen Vorgänge.

Er taucht von außen wieder auf als der körperliche Vorgang der Armbewegung, die neuerdings durch einen Gedanken erfasst wird. Es liegt zwischen den beiden Gedankeninhalten etwas wie der Schlaf zwischen den Gedanken vor dem Einschlafen und denen nach dem Aufwachen.

Aber wie das innere Schaffen der Seele am Körper dem ersten Schauen der Seele fassbar wird, so das Wollen über den Körper hinaus dem zweiten. Die Seele kann den Weg finden, ihr inneres Schaffen am Körper in seinem organischen Aufbau zu schauen; und sie kann auch auf den andern Pfad gelangen, wo ihr erfassbar wird, wie sie am Körper schafft, um aus diesem das Wollen herauszuholen.

Und wie zwischen Schlafen und Wachen das Träumen liegt, so zwischen Wollen und Denken das Fühlen. Auf demselben Wege, der zur Durchleuchtung des Willensvorganges führt, liegt auch die Erhellung der Gefühlswelt.

Im ersten Schauen enthüllt sich die Seele ihr inneres Schaffen am Organismus. Im zweiten Schauen dringt sie zum Wollen. Aber der Offenbarung des Wollens nach außen muss ein inneres Schaffen vorangehen. Bevor der Arm gehoben wird, muss in ihn der Schaffensstrom sich so ergießen, dass seinen Stoffwechselvorgängen, die in der Ruhe des Lebens erfolgen, solche eingeschoben werden, die als Gefühlsverlauf offenbar werden. Das Fühlen ist ein Wollen, das innerhalb des Menschen beschlossen bleibt; ein Wollen, das in der Entstehung festgehalten wird.

Die für das Fühlen und Wollen in den Körper eingeschobenen Vorgänge enthüllen sich für das zweite Schauen als Vorgänge, die denen entgegengesetzt sind, welche das Leben unterhalten. Es sind abbauende Vorgänge. In den aufbauenden Vorgängen gedeiht das Leben; aber es erstirbt in ihnen das Seelenwesen. Das Leben des Körpers, das selbst von der Seele aufgebaut wird, muss abgebaut werden, damit das Wesen und Wirken der Seele aus dem Körper sich entfalten kann.

Für die geistige Anschauung ist das Schaffen der Seele am Körper wie eine Erinnerung an etwas, das sie erst vollbracht hat, bevor sie sich selber im Wirken darlebt.

Damit aber erlebt sich die Seele als rein geistiges Wesen, das seinem Wirken die Gestaltung des Körpers hat vorangehen lassen, um an demselben die Grundlage für die ureigene, rein geistige Entfaltung zu haben. Die Seele gibt erst ihr Schaffen an den Körper hin, um, nachdem sie diesem Genüge getan hat, sich in freier Geistigkeit zu offenbaren.

Und diese Entfaltung des Seelenwesens beginnt schon mit dem Denken selbst, das sich aus der Sinneswahrnehmung heraus ergibt. Nimmt man einen Gegenstand wahr, so tritt schon die Seele in Tätigkeit. Sie gestaltet den entsprechenden Körperteil so, dass er geeignet wird, in dem Gedanken ein Spiegelbild des Gegenstandes zu entfalten. In dem Erleben dieses Spiegelbildes schaut dann die Seele das Ergebnis ihrer eigenen Tätigkeit an.

Man wird das Geistwesen der Seele niemals finden, wenn man über die Gedanken philosophiert, die vor dem gewöhnlichen Bewusstsein auftreten. Denn die Geisttätigkeit der Seele liegt nicht *in* diesen, sondern *hinter* ihnen. Es ist richtig, dass die Gedanken, welche die Seele erlebt, Ergebnisse der Gehirntätigkeit sind. Aber die Gehirntätigkeit ist erst das Ergebnis der Geisttätigkeit der Seele. In der Verkennung dieser Tatsache liegt das Ungesunde der materialistischen Weltanschauung. Wenn diese aus allen möglichen wissenschaftlichen Voraussetzungen beweist, dass die Gedanken Ergebnisse der Gehirntätigkeit sind, so hat sie recht. Und eine Anschauung, welche in diesem Punkte eine Widerlegung liefern will, wird stets abprallen an dem, was der Materialismus zu sagen hat. Aber die Gehirntätigkeit ist Ergebnis von Geisttätigkeit. Um das zu durchschauen, genügt nicht die Wendung der Anschauung nach rückwärts in den Menschen hinein. Da stößt man auf die Gedanken. Und diese haben nur eine Bildwirklichkeit. *Diese* ist das Ergebnis des Körperlichen. Man muss im Rückwärtsschauen erstarkte und erkraftete Seelenfähigkeiten ins Leben treten lassen. Man muss die träumende Seele dem Dämmerdunkel des Traumes entreißen; da verflüchtigt sie sich nicht in Phantasmen, sondern legt ihre Maske ab, um als geistig im Körper schaffendes Wesen zu erscheinen. Man muss die schlafende Seele der Finsternis des Schlafes entreißen; da verschwindet sie nicht vor sich selbst, sondern stellt sich vor sich hin als rein geistiges Wesen, das im Wollen durch den Körper über diesen hinausschafft.

IV. Das Seelenwesen in Seelenmut und Seelenangst

Die Denkgewohnheiten, die in der neueren Naturerkenntnis zur Anerkennung gekommen sind, können in der Seelenerkenntnis keine befriedigenden Ergebnisse liefern. Was man mit diesen Denkgewohnheiten erfassen will, muss entweder in Ruhe vor der Seele sich ausbreiten, oder, wenn es in Bewegung ist, muss die Seele sich selbst aus dieser Bewegung herausgehoben fühlen. Denn die Bewegung des Erkannten mitmachen, heißt, sich an dieses verlieren, in dasselbe gewissermaßen hinüberschlüpfen.

Wie aber soll die Seele sich in einer Erkenntnis erfassen, in der sie sich *verlieren* muss? Sie kann Selbst-Erkenntnis nur erwarten in einer Betätigung, in der sie sich selbst Schritt für Schritt *gewinnt*.

Das kann nur eine Betätigung sein, die schaffend ist. Aber da tritt für den Erkennenden sofort eine Unsicherheit ein. Er glaubt der persönlichen Willkür zu verfallen.

Diese Willkür ist es gerade, die er in der Naturerkenntnis dahingibt. Er schaltet sich aus und lässt die Natur in sich walten. Er sucht Sicherheit da, wo er mit dem seelisch-eigenen Wesen nicht hingelangt. In der Selbsterkenntnis kann er sich nicht so verhalten. Er muss *sich* überall dahin mitnehmen, wo er erkennen will. Er kann deshalb auf seinen Wegen keine Natur finden. Denn wo *sie* ihm begegnen würde, da wäre er schon nicht mehr.

Das aber gibt gerade die Empfindung, die man dem Geiste gegenüber braucht. Man kann nichts anderes erwarten, als dass man ihn da findet, wo die Natur in der Selbstbetätigung gewissermaßen dahinschmilzt. Wo man sich in dem Grade stärker fühlt, als man dieses Dahinschmelzen fühlt.

Erfüllt man daher die Seele mit etwas, das sich nachher so erweist wie der Traum in seinem Illusionscharakter, und erlebt man das Illusionäre in seinem vollen Wesen, dann erstarkt man im Eigenempfinden. Dem Traum gegenüber korrigiert man denkend den Glauben, den man an seine Wirklichkeit während des Träumens hat. In der Phantasietätigkeit hat man diese Korrektur nicht nötig, weil man diesen Glauben nicht hat. In der meditativen Seelenbetätigung, der man sich für die Geist-Erkenntnis ergibt, kann man sich mit der bloßen Denk-Korrektur nicht zufriedengeben. Man muss *erlebend* korrigieren. Man muss das illusionäre Denken in einer Tätigkeit schaffen, und es dann in einer ebenso starken anderen Tätigkeit auslöschen.

In dieser auslöschenden Tätigkeit erwacht dann die andere, die geisterkennende Tätigkeit. Denn ist das Auslöschen ein wirkliches, dann muss die Kraft dazu von einer ganz anderen Seite kommen als von der Natur. Was *diese* geben kann, hat man in der erlebten Illusion verflüchtigt; was während der Verflüchtigung innerlich aufsteigt, ist nicht mehr Natur.

Bei dieser Betätigung muss sich etwas einstellen, das bei der Naturerkenntnis gar nicht infrage kommt: innerlicher Mut. Durch diesen muss man halten, was innerlich aufsteigt. In der Naturerkenntnis will man nichts innerlich halten. Man lässt sich von dem Äußeren halten. Man braucht den innerlichen Mut nicht. Man verlernt ihn daher an ihr. Dieses Verlernen bewirkt dann die Ängstlichkeit, wenn das Geistige in die Erkenntnis eintreten soll. Man hat Angst davor, dass man ins Leere greifen könnte, wenn man nicht mehr die Natur betasten soll.

Diese Angst steht an der Schwelle zur Geist-Erkenntnis. Und diese Angst bewirkt, dass man zurückzuckt vor dieser Erkenntnis. Und man wird nun, statt im Vorwärtsdringen, im Zurückzucken schöpferisch. Man lässt nicht den Geist in sich schaffende Erkenntnis gestalten; man erfindet sich eine Scheinlogik, die die Berechtigung der Geist-Erkenntnis bestreitet. Alle möglichen Scheingründe stellen sich ein, die es einem ersparen, das Geistige anzuerkennen, weil man in Angst vor ihm zurückbebt. Statt der Geist-Erkenntnis steigt aus dem Schöpferischen, das nun einmal in der Seele erscheint, wenn diese von der Natur sich zurückzieht, die Feindin der Geist-Erkenntnis auf: zuerst der Zweifel an aller Erkenntnis, die über die Natur hinausliegt, und dann, wenn die Angst wächst, die Wider-Logik, welche alle Geist-Erkenntnis in das Gebiet des Phantastischen verweisen möchte.

Wer im Geist sich erkennend bewegen gelernt hat, der schaut in den Widerlegungen dieser Erkenntnis oftmals deren stärkste Beweise. Denn ihm wird klar, wie der Widerlegende Schritt vor Schritt seine Angst vor dem Geiste in der Seele hinunterwürgt, und wie er im Würgen seine Scheinlogik erzeugt. Mit einem solchen Widerlegenden ist zunächst kaum zu reden. Denn die Angst, die ihn befällt, taucht im Unterbewussten auf. Das Bewusstsein will sich vor dieser Angst retten. Es fühlt zunächst, dass diese Angst, wenn sie käme, Schwachheit des Erlebens über das ganze innere Sein ausgießen würde. Vor dieser Schwachheit kann die Seele allerdings nicht weglaufen; denn man fühlt sie aus dem Innern aufsteigen. Im Weglaufen würde man überall mitlaufen. Wer in der Natur-Erkenntnis weiterschreitet und in der Hingabe an sie das eigene Selbst bewahren muss, der fühlt immer, wenn er den Geist nicht anzuerkennen vermag, diese Angst. Sie wird mitlaufen, wenn er mit der Geist-Erkenntnis nicht auch die Natur-Erkenntnis einstellen will. Er muss sie im Weiterschreiten in der Natur-Erkenntnis irgendwie loswerden. In der Realität kann er das nicht. Denn sie erzeugt sich im Unterbewussten während des Natur-Erkennens. Sie will stets herauf aus dem Unterbewusstsein in das Bewusstsein. Deshalb *widerlegt* er in der Gedankenwelt, was er aus der Wirklichkeit des Seelen-Erlebens nicht fortschaffen kann.

Und diese Widerlegung: sie ist eine illusionäre

Gedankenschicht über der unterbewussten Angst. Der Widerleger hat nicht den Mut gefunden, da, wo er die Illusion im meditativen Leben austilgen sollte, um zur geistigen Wirklichkeit zu kommen, dem Illusionären zu Leibe zu rücken. Deshalb schiebt er in diese nun auftauchende Region seines Seelenlebens die Scheingründe der Widerlegung hinein. Sie beruhigen sein Bewusstsein; er fühlt seine im Unterbewusstsein doch bleibende Angst nicht mehr.

Die Ableugnung der geistigen Welt ist ein Weglaufenwollen vor dem eigenen Seelenwesen. Das aber stellt eine Unmöglichkeit dar. Man *muss* bei sich selber bleiben. Und weil man wohl weglaufen, aber nicht *sich* entlaufen kann, sorgt man dafür, dass man im Weiterlaufen sich nicht mehr sieht. Es wird aber mit dem ganzen Menschenwesen seelisch, wie es mit dem Auge wird, wenn es der Star ergreift. Das Auge kann dann nicht mehr sehen. Es ist in sich verfinstert.

So verfinstert der Widerleger der Geist-Erkenntnis seine Seele. Er bewirkt ihre Trübung durch die aus der Angst geborenen Scheingründe. Er meidet die gesunde Seelen-Erhellung; er schafft sich eine ungesunde Seelenverfinsterung. Die Ablehnung der Geist-Erkenntnis hat ihren Ursprung in der Starerkrankung der Seele.

So wird man zuletzt auf die innere geistige Stärke der Seele geführt, wenn man die Berechtigung der Geist-Erkenntnis durchschauen will. Und der Weg zu einer solchen Erkenntnis kann nur durch die Erkraftung des Seelenwesens führen. Die für die Geistes-Erkenntnis vorbereitende meditative Tätigkeit der Seele ist ein stufenweises Besiegen der «Angst vor dem Leeren» des Seelenwesens. Aber diese Leere ist nur eine «Leere der Natur», in der sich die «Fülle des Geistes» offenbaren kann, wenn man sie ergreifen will. Und in dieser «Fülle des Geistes» taucht die Seele nicht mit der Willkür ein, die ihr eignet, wenn sie sich durch den Körper im Naturdasein betätigt; sie taucht in sie ein, indem ihr der Geist den schaffenden Willen zeigt, vor dem die nur innerhalb des Natürlichen bestehende Willkür so dahinschmilzt wie die Natur selbst.

AUSBLICK

Auszug aus dem Vortrag Dornach, 18. Oktober 1919

Abschließend soll noch die Frage gestellt werden, wie die Überlegungen und Anregungen Rudolf Steiners zu einer neuen Seelenwissenschaft in unserer heutigen Zeit Wirksamkeit entfalten können, und zwar insbesondere im psychotherapeutischen und sozialen Bereich.

Am gewinnbringendsten ist das von Steiner skizzierte Verständnis der übersinnlichen Wahrnehmungsfähigkeiten durch Imagination und Inspiration gerade dort anzuwenden, wo diese Fähigkeiten nicht bewusst, sondern unbewusst auftreten und zu pathologischen Zustandsbildern führen. Rudolf Steiner kam darauf selbst zu sprechen in Vorträgen, die er am 1. und 2. Oktober 1920 in Dornach hielt. Er benannte darin die Agoraphobie als unbewusste Imagination und die «pathologische Zweifelsucht» – sie wird heute als Gedanken-Zwangserkrankung bezeichnet – als unbewusste Inspiration. Damals handelte es sich bei diesen Erkrankungen – darauf wies Steiner explizit hin – um ganz «neuartige» Krankheitsbilder. Heute kommen beide Erkrankungen sehr häufig vor und haben daher eine große Bedeutung in der klinischen Praxis. Therapeutisch lässt sich aus dem von Steiner aufgezeigten Zusammenhang klar schließen, dass das «Kultur»-Heilmittel gegen die psychischen Erkrankungen unserer Zeit in der bewussten Entwicklung der übersinnlichen Fähigkeiten von Imagination und Inspiration liegt. So werden, wie oben schon erwähnt wurde, auch in der

Psychotherapie immer häufiger imaginative Übungen und Meditation eingesetzt. Welche genaueren Zusammenhänge dieser Erkrankungen und ihrer Behandlung sich auf anthroposophischer Grundlage ergeben, kann hier nicht ausgeführt werden, doch lassen sich viele Angst- und Anpassungsstörungen, aber auch dissoziative Störungen, wie sie in dem von der Weltgesundheitsorganisation herausgegebenen Klassifikationssystem, der Internationalen Klassifikation der Erkrankungen, kurz ICD-10, beschrieben sind, auf diese Weise einordnen und therapieren.

Im Hinblick auf eine achtsamkeitsorientierte Psychotherapie – denn nichts anderes ist der daraus resultierende Vorschlag – ist vielleicht noch wichtig, darauf hinzuweisen, dass neben dem Erleben des Fühlens die momentane Sinneswahrnehmung den Menschen im Gegenwärtigen verankert, während im denkenden Menschen immer nachklingt, was er bereits geistig und also im Vorgeburtlichen erlebt hat. Darauf geht Rudolf Steiner in seinem Vortrag vom 18. Oktober 1919 ein, von dem ein Auszug am Ende dieser Textsammlung stehen soll. Steiner zeigt hier auch auf, dass sich vom seelischen Standpunkt aus eine ganz andere Vorstellung davon ergibt, was bezüglich unserer Leiblichkeit bewusstseinsmäßig als Inneres oder Äußeres zu bezeichnen ist. Rudolf Steiner hebt hervor, dass vom Gesichtspunkt der alltäglichen Wahrnehmung der Kopf zwar räumlich innerlich ist, er aber als Äußeres erlebt wird, und er nennt den Bereich deshalb «inneres Äußeres». Dagegen nimmt die Seele die Sinneseindrücke der Welt als Inneres wahr. Überraschend ist zunächst auch, dass für die Seele der Leib, insbesondere der Unterleib ein «Alleräußerlichstes» ist, also wie ein Fremdes ins Bewusstsein tritt. Diese Zusammenhänge sind wichtig als Grundlage für eine Orientierung der leiborientierten Therapie, wie sie bislang insbesondere von der buddhistisch inspirierten Psychotherapie sehr stark gepflegt wird. Auch für die anthroposophischen leiborientierten und Kunst-Therapien sind diese Aspekte, die gewissermaßen auf eine bewusstseinsmäßige Umstülpung der Wahrnehmung von Innen und Außen setzen, von zentraler Bedeutung.

Wenn man dasjenige beobachtet, was da eigentlich vorgeht in diesem menschlichen Haupte, dann kann man nicht sagen: Insofern der Mensch denkt, insofern der Mensch vorstellt, ist er ebenso, wie wenn er mit den Sinnen wahrnimmt, ein Miterlebender der Vorgänge der Gegenwart. Das ist er nämlich als Denker nicht, sondern indem wir denken, wirkt in unserem Haupte nach dasjenige, was wir als Tätigkeit getrieben haben vor der Geburt beziehungsweise vor der Empfängnis. Das heißt, dasjenige, was da drinnen vorgeht (siehe Zeichnung S. 156), indem Sie vorstellen, das ist keine Tätigkeit, die Sie ausüben dadurch, dass Sie ein gegenwärtiger Mensch sind, sondern diese Tätigkeit üben Sie dadurch aus, dass nachschwingt die Tätigkeit, die Sie zwischen Tod und neuer Geburt beziehungsweise Empfängnis in der übersinnlichen Welt ausgeführt haben.

Gegenwartsmensch sind Sie nur dadurch, dass Sie durch Ihre Sinne wahrnehmen; indem Sie die Sinne der Außenwelt öffnen, nehmen Sie die Gegenwart wahr und leben als gegenwärtiger Mensch mit der äußeren Gegenwart. Aber in dem Augenblicke, wo Sie anfangen zu denken, da spielt in Ihren Hirnschädel herein nicht das, was Sie gegenwärtig als Mensch sind, da spielt in Ihren Hirnschädel herein der Nachklang von dem, was Sie waren in der geistigen Welt, in der übersinnlichen

Welt vor der Geburt beziehungsweise vor der Empfängnis. Sie können, wenn Sie bildhaft vorstellen wollen, ganz gut so vorstellen, dass Sie sich denken: Ich schlage einen Ton an; dieser Ton klingt noch fort, wenn ich schon lange aufgehört habe, ihn anzuschlagen. Nun stellen Sie sich vor, Sie haben die ganze Zeit über zwischen Ihrem letzten Tode und dieser Geburt irgendwelche Tätigkeit in der geistigen Welt. Diese Tätigkeit schwingt nach, und diese nachschwingende Tätigkeit, die üben Sie aus, indem Sie als gegenwärtiger Mensch denken. Sie üben nicht eine Tätigkeit des gegenwärtigen Menschen aus, indem Sie jetzt denken, sondern es schwingt noch nach die Tätigkeit, die Sie zwischen dem letzten Tode und der jetzigen Geburt in der übersinnlichen Welt ausgeübt haben.

Nur als sinnlicher Mensch sind Sie Gegenwartsmensch. Als denkender Mensch üben Sie eine Tätigkeit aus, die das Nachschwingen ist desjenigen, was Sie ausgeübt haben vor Ihrer Geburt in der übersinnlichen Welt. Es ist eben einfach nicht wahr, dass wir, indem wir denken, eine Tätigkeit ausüben, die aus der Gegenwart herrührt. Wenn Sie das Gegenwärtige untersuchen naturwissenschaftlich, was da in Ihrem Hirnschädel drinnen ist, so finden Sie natürlich nur Materielles, weil dasjenige, was außer dem Materiellen in Ihrem Hirnschädel drinnen wirkt, ein Vorgeburtliches ist und nur nachschwingt. Der lebendige Beweis für den, der richtig sehen kann, ist die Tatsache, dass der Mensch nicht nur aus der übersinnlichen Welt herauskommt, sondern jetzt noch, indem er hier lebt, nachlebt dasjenige, was er in der übersinnlichen Welt ausgeübt hat.

Wenn Sie sich vorstellen, Sie haben hier in dieser physischen Welt einen starken Schmerz erlebt, der in Ihnen nachklingt, so ist das der Nachklang des nicht mehr in Tatsachen sich verursachenden Schmerzes. So ist Ihr Denken in der Gegenwart der Nachklang, das Nachklingen desjenigen, was Sie in viel intensiverer Weise erlebt haben, bevor Sie konzipiert wurden hier für die sinnliche Welt.

Also nur indem wir sinnlich auffassen, sind wir Gegenwartsmenschen. Wären wir nur Gegenwartsmenschen, so würden wir niemals denken, denn das Denken ist uns nicht beschieden dadurch, dass wir hier in die physische Welt hereingeboren sind, sondern das Denken ist uns beschieden dadurch, dass wir nachschwingen lassen können diejenige Tätigkeit, die wir vor der Geburt beziehungsweise der Empfängnis in der geistigen Welt ausgeübt haben, und dass wir diese Tätigkeit anwenden auf dasjenige, was hier sinnlich um uns sich ausbreitet.

Man wird niemals diese Tatsache verstehen, wenn man von den gewöhnlichen Begriffen «Äußeres» und «Inneres» ausgeht, und man wird am allerwenigsten den wahren Tatbestand verstehen, der sich ausdrückt in der menschlichen Wesenheit, wenn man von jener blöden Mystik ausgeht, die heute so viele Gemüter beherrscht und die redet: Da im Inneren, da ist irgendetwas zu suchen, was menschliches Übersinnliches ist. Was gesucht werden soll, das ist das Vorgeburtliche: Du sollst nicht in dein Inneres hineinweisen, indem du über die äußere Sinneswelt hinausweisest, du sollst hinweisen auf die Zeit, die du durchlebt hast vor deiner Konzeption und vor deiner Geburt, du sollst aus diesem Gegenwartsmenschen hinausgehen in den Vorgegenwartsmenschen, dann gehst du in das wirkliche Übersinnliche hinein. Das ist das, worauf es ankommt. Weil man sich nicht zu diesem gesunden Begriff durcharbeiten will, deshalb redet man in Worten, die eigentlich keinen Inhalt haben, von allem möglichen göttlichen Inneren oder dergleichen. Das Innere, das man so sucht im Gegenwartsmenschen, das sollte man suchen in dem, was da war, bevor wir für dieses Leben konzipiert waren.

Und wenn wir handeln, wenn das Wollen in unser Handeln übergeht? Nehmen wir das einfachste Handeln: Wir gehen im Zimmer herum; das ist ein Handeln, nicht wahr? Zunächst sehen wir uns herumgehen. Wie das Wollen mit unserem Gehen zusammenhängt, davon ist kein Bewusstsein beim Menschen vorhanden, ebenso wenig wie ein Bewusstsein beim Menschen im gewöhnlichen Leben vorhanden ist von dem, was er im Schlafe erlebt. Der Mensch erlebt sich wohl schlafend. Er sieht äußerlich so, wie er die blaue Farbe oder den Baum oder die Sterne sieht, auch dasjenige, was dieses Fleischesindividuum tut, das da herumgeht. Er beobachtet sich selber. Wie er *will,* davon weiß er nichts. Er weiß nur, dass da einer herumgeht, der er selber ist. Und weil er genötigt ist, bei dem, der da herumgeht, sich selber zu denken, so sagt er: Ich *will* herumgehen. Aber wie dieses Wollen zusammenhängt mit diesem Herumgehen – es kann gar keine Rede davon sein, dass der Mensch im gewöhnlichen Bewusstsein irgendetwas darüber weiß.

Nun, das ist ja wiederum sehr verwandt mit dem, was man gewöhnlich ein «Äußeres» nennt, und was eigentlich ein «Inneres» ist. Wenn Sie herumgehen, also Ihre Beine bewegen, so sehen Sie, wie Sie die Beine bewegen (Zeichnung S. 156). Sie sehen da den Kerl herumgehen und konstatieren ja, was er will. Sie sehen diesen äußeren Vorgang. Aber hier können Sie eigentlich noch viel mehr einsehen, dass es eigentlich ein menschliches Inneres ist, denn Sie legen, wenn Sie es auch nicht sehen können, wie das zusammenhängt, Ihren Willen in dieses Herumgehen hinein. Das ist eigentlich ein Stück von ihm, dieses Herumgehen. Das können Sie hier leichter einsehen als bei der Sinneswelt, sodass Sie das, was da Herumgehen ist, leichter ein Inneres nennen können als bei dem Inhalt der Sinneswelt. Bei dem, was vom Wollen ins Handeln geht, sehen Sie es leichter ein, dass das ein Inneres ist.

Selbstverständlich passt das auch wiederum nicht den Gegenwartsmystikern, die das äußere Handeln für eine äußere Sache erklären und die sagen, man müsse vordringen zum göttlichen Menschen im Inneren, der der eigentlich wahre Mensch ist und so weiter. Aber ebenso wie wir hier (Zeichnung oben) ein Inneres haben in der Sinneswahrnehmung und ein Äußeres im sogenannten Inneren des menschlichen Hauptes, so haben wir diesem Inneren (Zeichnung unten) gegenüber dasjenige, was der Gliedmaßenmensch ist.

Und jetzt kommen wir zu dieser merkwürdigen Vorstellung, die ja mit dem, was man heute beweisen kann, recht schlecht übereinstimmt, die aber merkwürdigerweise, wenn man unbefangen die Sache ansieht, das Richtige ist. Ich glaube allerdings, dass die gegenwärtige Menschenseelenstimmung so geartet ist – verzeihen Sie, ich muss auf diese Dinge auch zu sprechen kommen –, dass zahlreiche der gegenwärtigen Philisternaturen, und das sind nicht wenige, glauben, dass jene Region des Kosmos, die sich ausbreitet unterhalb ihres Zwerchfells, gerade sehr viel zu tun habe mit ihrem Inneren. Das nennen die Leute etwas, was mit ihrem Inneren etwas zu tun hat. Nun, das ist in Wahrheit für das menschliche Bewusstsein im Menschen das Alleräußerlichste. Wir können sagen, wenn wir dieses (Zeichnung S. 156 oben) ein Äußeres nennen, so kön-

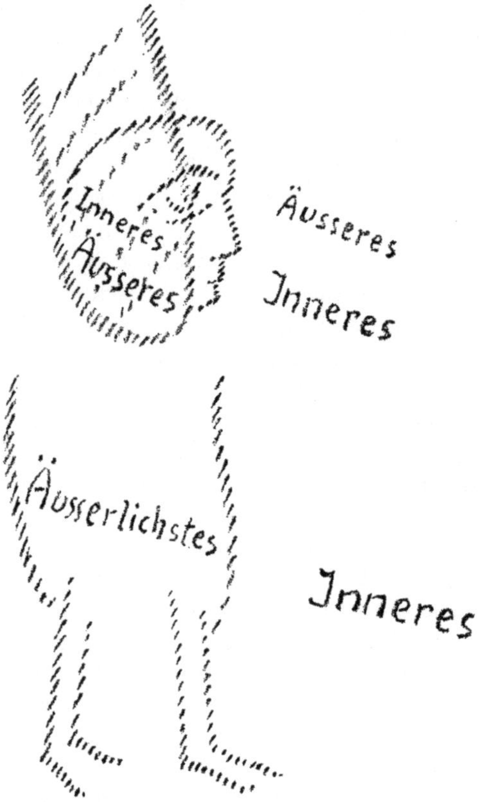

nen wir dasjenige, was unterhalb des Zwerchfelles liegt, das Äußerlichste im Menschen nennen (Zeichnung unten).

Was unterhalb des Zwerchfelles liegt, was Unterleib des Menschen ist, es ist das Alleralleräußerlichste des Menschen. Jeder Baum, jeder Stein, den wir mit unseren Augen sehen, ist uns innerlich näher als dasjenige, was unser Unterleib ist. Der ist das Alleralleräußerlichste. Unser wahrhaftiges Innere sind die Sinneswahrnehmungen, dasjenige, was wir wahrnehmen als unsere Handlungen. Äußerlich ist schon der Kopfinhalt, und am alleräußerlichsten ist dasjenige, was unterhalb der menschlichen Brust liegt. Das ist das wirkliche Konstatieren desjenigen, was gesehen werden kann. Und es kann gesehen werden.

Sehen Sie, das hat wiederum eine ganz bestimmte Bedeutung. Denken Sie doch nur, seit wir Anthroposophie treiben, sagen wir immer: Wenn der Mensch wachend ist, so ist sein Ich und sein astralischer Leib im physischen und im Ätherleib. Das ist richtig. Aber wenn der Mensch schläft, vom Einschlafen bis zum Aufwachen, da ist sein Ich und sein astralischer Leib außerhalb des physischen und des Ätherleibes. Ich habe aber öfter schon darauf aufmerksam gemacht, worin dieses Äußere hauptsächlich besteht. Dieses Äußere besteht darin, dass ja das, was sonst vom Ich und vom Astralleib im Kopfe ist, untertaucht in das, was unterhalb des Zwerchfelles ist. Sie können sogar, ich möchte sagen, einen empirischen Beweis davon haben: Sie träumen von den schönsten Schlangen, weil Sie eben aufgewacht sind von Ihrem Aufenthalt in Ihrem eigenen Unterleib, wo Sie die Gedärme wahrgenommen haben. Diese Erinnerung an das Gedärmwahrnehmen träumen Sie als den schönsten Schlangentraum. – So also bekommen Äußeres und Inneres, wenn wir von den menschlichen Verhältnissen aus sprechen, eigentlich erst Hand und Fuß, wenn wir wissen, was im Menschen wirklich Äußeres und Inneres ist.

Aber nur wiederum, wenn man sich aneignen kann solche gesehenen Vorstellungen, nicht solche, die man «beweisen» kann, sondern solche gesehenen Vorstellungen, dann bekommt man wiederum die Möglichkeit, durch gesunden Menschenverstand die geisteswissenschaftlichen Errungenschaften zu begreifen. Denn dasjenige, was wir wollen, das entspringt in einer gewissen Weise aus dem Äußerlichsten.

Abschließend bleibt noch festzuhalten, dass Rudolf Steiner immer wieder auf negative soziale wie politische Konsequenzen hinwies, die ein «Nichtverstehen» der geistigen Zusammenhänge und der übersinnlichen Erkenntnisfähigkeiten habe. Nur das bewusste Entwickeln dieser Fähigkeiten könne eine Grundlage schaffen, um auch das soziale Geschehen zu begreifen und in eine Ordnung zu bringen. Wenn dies nicht geschehe, ereigne sich ein sozialer «Niedergang», wie dies im Ersten Weltkrieg deutlich zum Ausdruck kam – mit Auswirkungen bis in die Gegenwart. Heute ist es insbesondere die vergleichende Kulturpsychiatrie, die diese anhaltend negativen sozialen Entwicklungstendenzen in ihre Betrachtungen mit einbezieht, und dabei wird erkennbar, dass die Häufigkeit psychischer Erkrankungen mit der Industrialisierung deutlich und in den postindustriellen Gesellschaften nochmals verstärkt zugenommen hat. Hier hat Rudolf Steiner mit seinen Ideen zur «sozialen Dreigliederung», das heißt der Eigenständigkeit des Geistes-, Rechts- und Wirtschaftslebens entsprechend den Prinzipien von Freiheit, Gleichheit und Brüderlichkeit, ebenfalls Anregungen gegeben. Doch auch für deren Umsetzung bedarf es der Entwicklung der höheren Wahrnehmungsfähigkeiten der Seele und mithin einer neuen Seelenwissenschaft.

ANHANG

Quellenverzeichnis

Erwähnte und zitierte Bände der Rudolf Steiner Gesamtausgabe (GA), Rudolf Steiner Verlag, Basel (in Klammern aktuelle Auflage):

Band

9 *Theosophie. Einführung in übersinnliche Welterkenntnis und Menschenbestimmung* (2013)

10 *Wie erlangt man Erkenntnisse der höheren Welten?* (1993)

12 *Die Stufen der höheren Erkenntnis* (1993)

13 *Die Geheimwissenschaft im Umriss* (2013)

20 *Vom Menschenrätsel* (1984)

21 *Von Seelenrätseln* (1983)

23 *Die Kernpunkte der Sozialen Frage in den Lebensnotwendigkeiten der Gegenwart und Zukunft* (1976)

25 *Drei Schritte der Anthroposophie. Philosophie – Kosmologie – Religion* (1999)

36 *Der Goetheanumgedanke inmitten der Kulturkrisis der Gegenwart. Gesammelte Aufsätze aus der Wochenschrift «Das Goetheanum» 1921–1925* (2014)

72 *Freiheit – Unsterblichkeit – Soziales Leben* (1990)

73 *Die Ergänzung heutiger Wissenschaften durch Anthroposophie* (1987)

114 *Das Lukas-Evangelium* (2015)

115 *Anthroposophie – Psychosophie – Pneumatosophie* (2012)

143 *Erfahrungen des Übersinnlichen. Die drei Wege der Seele zu Christus* (1994)

191 *Soziales Verständnis aus geisteswissenschaftlicher Erkenntnis* (1989)
255b *Die Anthroposophie und ihre Gegner 1919–1921* (2003)
322 *Grenzen der Naturerkenntnis* (1981)

Nachweise und Anmerkungen

Seite

Einleitung

7 *Mindfulness-Based Stress Reduction:* Jon Kabat-Zinn: Gesund durch Meditation. Die Übung der Achtsamkeit. Gesprochen von Dorothea Gädeke und Carsten Fabian. Audio-CD, Berlin 2013.
Akzeptanz- und Commitment-Therapie: Georg H. Eifert: Akzeptanz- und Commitment-Therapie (ACT), Göttingen 2011.

8 *In der Mitte zwischen dem Leib und Geist:* So der Beginn des Kapitels «Reinkarnation und Karma» in der Erstausgabe der Theosophie. Zitiert nach Rudolf Steiner: Theosophie. Die Textentwicklung der Auflagen 1904–1922 in der vollständigen Lesefassung, Dornach 2004, S. 80f.

10 *Die Bedeutung der Vorträge:* Wolf-Ulrich Klünker: «Heilende Wissenschaft. Vorbedingungen und Forschungsperspektiven einer Seelenlehre, die als Ich-Psychologie für jeden Menschen eine zentrale Bedeutung erhalten kann», in: Das Goetheanum, Nr. 19, 5. 5. 2017, S. 5–11.

12 *Wer sich hierfür interessiert:* Siehe zum Beispiel Rudolf Steiner: Grenzerlebnisse der Seele – Schreck, Scham, Zweifel und schreckvollste Verwirrung, eingeleitet und kommentiert von Harald Haas, Basel 2016, aber auch verschiedene Herausgaben aus der Reihe «Die kleinen Begleiter» sowie die Website des Herausgebers (zusammen mit dem Heileurythmisten Theodor Hundhammer): http://www.achtsamwerden.ch

Die Methode der anthroposophischen Seelen- und Geisteswissenschaft

13 *Trilemma:* Peter Bieri (Hrsg.): Analytische Philosophie des Geistes, Königstein im Taunus 1981.

15 *Auseinandersetzung zwischen Goethe und Newton:* Siehe dazu Olaf L. Müller: Schattenspiele in der hellen Welt des Lichts, Frankfurt a. M. 2015.

16 *Auf die Entwickelungskeime:* GA 20, S. 146–169.

20 *Hamerling meint:* Robert Hamerling: Atomistik des Willens. Beiträge zur Kritik der modernen Erkenntnis, 2 Bde., Hamburg 1891.

40 *Der Erkenntnis Suchende bereitet:* Theosophie, GA 9, S. 184f.
Zu den Fähigkeiten: Die drei nachfolgenden Zitate finden sich in der Theosophie, GA 9, S. 176, 177 und 179.

41 *in seinem ersten Schulungsbuch:* Wie erlangt man Erkenntnisse höherer Welten?, GA 10, Dornach 1993.
Was der Erkenntnis Suchende: Theosophie, GA 9, S. 185–187.

43 *Solange man persönlich:* Ebd., S. 188f.

44 *Bereits in den Büchern:* Wie erlangt man Erkenntnisse höherer Welten?, GA 10, Dornach 1993; Die Stufen der höheren Erkenntnis, GA 12, Dornach 1993; Die Geheimwissenschaft im Umriss, GA 13, Basel 2013.

45 *So eröffnet sich:* Theosophie, GA 9, S. 190f.

Denken, Fühlen, Wollen

48 *So sprach er etwa Anfang November:* Die Vorträge sind abgedruckt in dem Band Anthroposophie, Psychosophie, Pneumatosophie, GA 115, Basel 2012.

49 *Brentano findet nun:* Von Seelenrätseln, GA 21, S. 86f.

51 *Andreas Neider hat:* «Das Leib-Seele-Problem oder: Wie lässt sich die ‹Erklärungslücke› schließen?», in: Der Merkurstab, 64. Jg. Heft 6, November/Dezember 2011, S. 559–566.
Ideen von Viktor von Weizsäcker: Viktor von Weizsäcker: Gesammelte Schriften in zehn Bänden. Bd. 4: Der Gestalt-

kreis. Theorie der Einheit von Wahrnehmen und Bewegen, Frankfurt/Main 1997.

53 *Skizzenhaft möchte ich:* Von Seelenrätseln, GA 21, S. 150–163.

Dimensionen einer neuen Seelenkunde

67 *Erstmals sprach Rudolf Steiner:* Vorträge Zürich, 8. und 10. Oktober, GA 73, S. 215–293.
In den Basler Vorträgen: 30. und 31. Oktober 1918, GA 72, S. 274–338.

70 *schon in der Übungsreihe:* «Nervosität und Ichheit», Vortrag, München, 11. Januar 1912, GA 143, S. 9–28; auch als Einzelveröffentlichung, eingeleitet von Frank Meyer, 4. Aufl., Basel 2015.
Mit dieser und auch anderen Übungen: Siehe dazu neben den Grundlagenwerken Rudolf Steiners vor allem die Textzusammenstellungen in der Reihe «Die kleinen Begleiter», insbesondere Rudolf Steiner: Andacht und Achtsamkeit. Stufen des Wahrnehmens, hrsg. von Andreas Neider, Basel 2014.

72 *Wer das Geistesleben in der Gegenwart:* Vortrag Bern, 9. Dezember 1918, GA 72, S. 339–375.

Schulung des Willens und des Vorstellungsvermögens durch Meditation und Konzentration

111 *Das Lebenstableau beschreibt Steiner:* Siehe vor allem den im September 1922 am Goetheanum vor französischen Hörern abgehaltenen Kurs, dessen zusammenfassende Autoreferate unter dem Titel «Drei Schritte der Anthroposophie» veröffentlicht sind (GA 25, Dornach 1999), sowie die ausführliche Zusammenstellung von Andreas Neider: Rudolf Steiner: Das imaginative Lebenstableau. Meditative Erkenntnis aus Kindheitskräften, Basel 2017.
Geisteswissenschaft steht nun: Vortrag Basel, 2. Dezember 1920, GA 255b, S. 160–171.

115 *um diesen Goethe'schen Ausdruck:* In seinem Aufsatz «Der Versuch als Vermittler von Subjekt und Objekt» schrieb Goethe: «Diese Bedächtlichkeit, nur das Nächste ans Nächste zu reihen, oder vielmehr das Nächste aus dem Nächsten zu folgern, haben wir von den Mathematikern zu lernen, und selbst da, wo wir uns keiner Rechnung bedienen, müssen wir immer so zu Werke gehen, als wenn wir dem strengsten Geometer Rechenschaft zu geben schuldig wären.»

Vom Alltagsbewusstsein zur Geistanschauung

127 *in der Katathym-imaginativen Therapie:* Hanscarl Leuner (Hrsg.): Katathym-imaginative Psychotherapie (KiP). Fortgeführt von Eberhard Wilke. 6., neu bearbeitete Aufl., Stuttgart 2005.
Psychodynamisch Imaginative Traumatherapie: Luise Reddemann: Psychodynamisch Imaginative Traumatherapie PITT – Das Manual, 9. Aufl., Stuttgart 2017.

128 *Übung der «Rückschau»:* Siehe dazu den in der Reihe «Die kleinen Begleiter» erschienenen Band: Rudolf Steiner: Rückschau. Übungen zur Willensstärkung, ausgewählt und herausgegeben von Martina Maria Sam. Dornach 2010.

129 *Zusammenhang mit der «pathologischen Zweifelsucht»:* Vorträge Dornach, 1. und 2. Oktober 1920, GA 322, S. 61–90. Vgl. hierzu ausführlich den Band Rudolf Steiner: Grenzerlebnisse der Seele – Schreck, Scham, Zweifel und schreckvollste Verwirrung, eingeleitet und kommentiert von Harald Haas. Basel 2016.

130 *Vom Seelenleben:* GA 36, S. 349–364.

Ausblick

149 *Rudolf Steiner kam darauf:* Vorträge Dornach, 1. und 2. Oktober 1920, GA 322, S. 61–90.
wie oben schon erwähnt: Ausführlich behandelt wird diese Thematik in der Textsammlung «Grenzerlebnisse der Seele» (siehe Hinweis zu S. 129). Zu therapeutischen Aspekten im

Zusammenhang mit dem Lebenstableau siehe auch die Textzusammenstellung «Das imaginative Lebenstableau» (wie Hinweis zu S. 111).

151 *Wenn man dasjenige beobachtet:* Vortrag, Dornach, 18. Oktober 1919, GA 191, S. 154–159.

158 *sozialer «Niedergang»:* Vortrag Dornach, 2. Oktober 1920, GA 322.

Soziale Dreigliederung: Die Kernpunkte der Sozialen Frage in den Lebensnotwendigkeiten der Gegenwart und der Zukunft, GA 23.

In der Reihe Thementexte erschienen

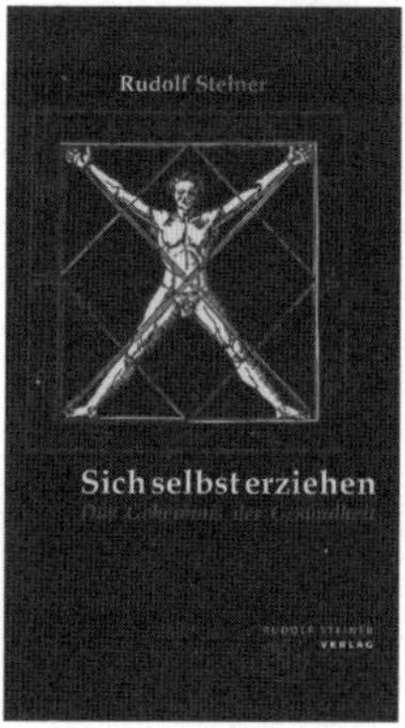

Rudolf Steiner
Sich selbst erziehen
Vom Geheimnis der Gesundheit

Eingeleitet von Harald Haas
83 Seiten, broschiert
ISBN 978-3-7274-5410-3

Erziehung, Selbsterziehung und Gesundheit – dieses Feld wird heute unter anderem unter den Begriffen Salutogenese und Resilienz breit diskutiert. Das Wissen darum findet sich auch bei Rudolf Steiner, der ganz praktische Hinweise gegeben hat, wie der Mensch seine Gesundheitskräfte stärken kann. Die vorliegenden Texte reichen von menschenkundlichen Ausführungen bis zu konkreten Übungen, die im Alltag leicht anzuwenden sind.

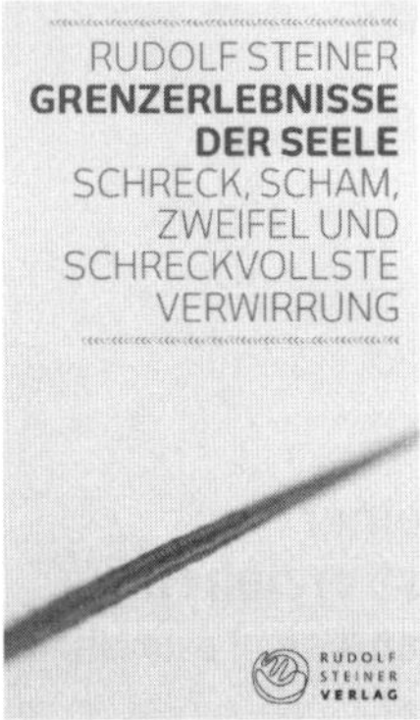

Rudolf Steiner
Grenzerlebnisse der Seele
Schreck, Scham, Zweifel und schreckvollste Verwirrung

Eingeleitet und kommentiert von Harald Haas
176 Seiten, broschiert
ISBN 978-3-7274-5415-8

Seelische Grenzerlebnisse sind ein zunehmendes Gegenwartsphänomen. Psychologie, Psychiatrie und Psychosomatik ringen um Klassifizierungen und Definitionen, und die medikamentöse Behandlung ist oft die erste Wahl. Dass Grenzerlebnisse immer auch mit seelischen Entwicklungsaufgaben und -möglichkeiten zu tun haben, wird wenig in Betracht gezogen. Rudolf Steiner hat wiederholt in Vorträgen solche Zustände beschrieben und auf ihre Ursachen hingewiesen. Dabei ging es ihm nicht um die Differenz zwischen normal und pathologisch, sondern um das nacherlebbare Verständnis der Eigenart des seelischen Lebens. Als Beobachter eigener Zustände und als Initiator seiner Seelenentwicklung verfügt der Mensch über eigenständige Ansätze. Steiners Ausführungen liefern wichtige Beiträge zu einer klaren Phänomenologie solcher Grenzerlebnisse und eröffnen therapeutische Grundlagen. Die vorliegende kommentierte Textauswahl macht Rudolf Steiners Intentionen verständlich und verschafft einen sorgfältigen Überblick zum Thema außergewöhnlicher seelischer Phänomene und ihre Bedeutung für den Entwicklungsweg des Bewusstseins.